摂食障害の専門医が教える
「やせたがり」ほど
やせられない心理

「幸せにやせたい人」の心の教科書

水島広子
精神科医・医学博士
Mizushima Hiroko

さくら舎

ダイエットが苦しい……
続けているとつらくなる。
たとえうまくいっても気が抜けない。
もう疲れた……でも、やっぱりやせたい！

そんなことはありませんか？
じつはダイエットによって、
私たちの心は思いのほか傷つけられているのです。
その心理を解き明かしながら、
これ以上傷つくことなく「幸せにやせる」にはどうしたらいいか、
一緒に考えていきましょう。

はじめに

「やせる＝美しくなる」は、今や広く共有された価値観だと言えます。ヨーロッパを中心に、その価値観は見直されつつあっても、日本ではまだまだ。やせなければ着こなせない服もたくさんありますし、「やせている＝きちんと自己管理できている」というイメージもありますよね。「外見よりも内面」は正論としてよく言われることであっても、外見ももちろんよいに越したことはありません。

今の日本で暮らしていて、「やせたい！」という気持ちを手放すのはあまり現実的な目標ではないでしょう。

一方で、やせたい気持ちにはリスクがたくさんあります。

私は精神科医で、摂食障害を主な専門とし、本当にたくさんの患者さんを診《み》てきました。

その中で、「やせたい」という気持ちに振り回され、自分を傷つけてきた多くの人たちと出会いました。

私の専門は対人関係療法という精神療法ですが、これは、「やせたい」という気持ちを直接変えようとするものではありません。

むしろ、「誰でもやせたいと思っているのに、どうして一部の人は摂食障害という病《やまい》になるのか」という点に注目し、その対人関係のあり方に注目し、自己肯定感を上げていく治療を行います。

結果として患者さんがどうなるかというと、

「昔のように自分を傷つけることなく、自分の幸せを考え、好きな身体、好きな自分でいられるようになった」

という状態になります。

これが本書のカギです。

確かにブヨブヨの身体よりもしまった身体のほうがよい。

太りすぎると健康も心配。

だから、やせたい。

でも、やせようと思えば思うほど、やせられない。

自分のことが嫌になってしまう。

人前に出る自信もない。

人生を変えたい。


そんな人たちが、幸せにやせるにはどうしたらよいのか、ということを一緒に考えていきたいのです。

じつは、「やせたい」という気持ちによって、「やせていない自分」にダメ出しをし、心を傷つけているうちは、健康にやせることや、そのスタイルを維持していくことができません。

ダイエットのリバウンドを繰り返したり、摂食障害という病になってしまったり、というリスクが非常に高くなるのです。

自分の気持ちを安定させて、「幸せを感じる」ことこそ、自分らしい、心地よいスタイルへの近道です。

これまで私は、摂食障害になる人が多いことに精神科医として心を痛めてきました。

同時に、「外見よりも内面」だけでは割り切れないことがあるのも、一人の女性として実感しています。

美しくなりたいという気持ちは簡単に否定できるものではないですし、むしろ応援したい気持ちもあります。

その中でよいバランスがとれれば、と本書を書くことにしました。

ダイエットに疲れてきている人、「上手に」ダイエットをしたい人、自分と身体の関係を考えてみたい人、家族や恋人がダイエットにのめり込んでいて心配だという人、ダイエットはしたいけれども摂食障害にはなりたくないという人……みなさまに本書がお役に立てることを心から祈っております。

●目次

第二章　あなたを苦しめる「やせたがり」の声

第三章　いちばんの近道は「ありのままの自分」を受け入れること

第八章　「幸せにやせる」ための8つのマインド

「幸せにやせたい人」の心の教科書

——摂食障害の専門医が教える「やせたがり」ほどやせられない心理

第一章　「ダイエット」に傷ついてきたあなたへ

「やせさえすればうまくいく」と思っていませんか？

「幸せにやせる」ことを考える前に、まずはダイエットに傷つき、振り回されてしまっている典型的なケースを見てみましょう。

大学生のヒトミさんは、「やせなければ」と思うことがクセになっています。モデルのような身体になれたら、もっとオープンな人間になって、いろいろなことに前向きに取り組めるようになるだろうと思うからです。

もともと対人関係全般が苦手で、「空気を読む」ことに懸命になりがち。いつも感じていた「自分だけ場違いな感じ」も「やせさえすれば」抜け出せると考えています。

じつは、ヒトミさんがそう思うのには根拠があります。彼女は高校時代ダイエットに成功し、流行の服を着て、前向きになれた過去がありました。

しかし、必死の「糖質制限ダイエット」も、あるところで体重はピタリと下げ止まり、そのイライラも手伝ってリバウンド。

その結果、ヒトミさんが手に入れたのは、「どうやってもやせないけれど、ダイエットをしていないと太ってしまう身体」「自信のない自分」、そして、「やせさえすればすべてがうまくいくのにという信念」でした。こうして、ヒトミさんの、「ダイエットをやめられない人生」がスタートしたのです。

ここまでの話は、どなたでも経験されていることかもしれません。
「やせたら自分の人生はうまくいくはず」と思う人も多いでしょう。

ヒトミさんは大学生になった今、カロリーを気にしすぎるあまり、自分が何を食べたいのかがわからなくなってしまいました。ダイエットの反動で、普段我慢している甘いものなどを食べることもありますが、じつは「おいしくて幸せだから」食べたいというわけではないのです。むしろやけ食いです。

またダイエットをしているにもかかわらず、飲み会などで高カロリーなものを飲み食いしなければならないときもノーとは言えません。トイレに行って吐きたくても人の目が気になってしまい吐けず、家に帰って吐ければ吐きますが、でなければ身体の隅々まで脂肪が行き渡ってしまったような嫌な気持ちになります。そこで下剤を飲んだり絶食したり、反対にイライラして食べてしまったり。

今までダイエット食品やエステなどさまざまなものを試しましたが、いずれも効果はあまり出ませんでした。また決して安いものではないため、今でもそのローンの支払いは続いていますが、新しいものを見ると「今度こそ」と手を出してしまう始末。今のヒトミさんは、まさにダイエットのためにアルバイトをしている状態です。親に嘘《うそ》をついてお金をもらうこともあります。ヒトミさんは、「やせさえすれば流行の服が着られるのに」「やせさえすれば彼氏ができるのに」「やせさえすれば人生が変わるのに」などと、現在足りないものをすべて「やせさえすれば」に結びつけてしまいます。

また、嫌なことがあると「自分が太っているからだ」と思うクセもついています。課題が間に合わなくて先生に怒られたときですら、「やせさえすれば勉強だってやる気になるのに」「私が太っているから先生はきつく当たるのだ」という思いで頭がいっぱいになり、勉強しようと思うのではなく、「とにかくやせなければ」という、いつもの結論に落ち着いてしまうのです。

いかがでしょうか？

これではとても「幸せにやせる」ことなどできません。むしろ、やせようとすればするほど、生活の質が落ちていく。まさに、ダイエットに人生が乗っ取られてしまっている状況と言えるでしょう。

ポイント　やせようとすればするほど、生活の質が落ちていく

ダイエットがうまくいっても、幸せになれない

もう一つ、フタバさんの例も見てみましょう。

大手出版社の編集者であるフタバさんは、三〇代前半のワーキングウーマン。仕事もでき、スタイルのよい美人で、ブランド物のスーツがよく似合います。

とはいえ、決して楽をしてそのスタイルを維持しているわけではありません。間食はせず、昼はサラダを軽く食べるだけで、食べすぎないようにつねに気をつけています。ダイエット食品のチェックはぬかりなく、サプリメントは各種摂取し、朝は必ずジムへ。フタバさんのスリムな身体は、そのような地道な努力を積み重ねた結果なのです。職業柄、接待もありますが、食べ物はなるべく口にせず、頻繁《ひんぱん》ではないものの中座して口の中のものを吐き出すこともあります。接待に集中できず、いかにして食べる量を減らせるかに知恵をめぐらせ、

同時に「どれだけ吸収されてしまっただろうか」「今、どれほどの脂肪になっているだろうか」というようなことばかり考えてしまいます。接待相手と別れるや否《いな》や、夜中でもランニングへ。しばらくの間は日常の運動量を増やし、食べる量をさらに減らします。余分な肉がついたと思っている間は、自分の身体が自分のものでないような「キレの悪い」感じがして、仕事中もあまり落ち着きません。体重計を見ても、身体の線を見ても、そして触った感じでも、余分なものがとれたと確認できると、ようやく落ち着くのです。

　フタバさんは、こんな自分が少しおかしいと思っています。他人が「接待で食べすぎちゃって」などと言うのを聞けば、「一日くらい食べすぎても大丈夫」と言えるのですが、実際に自分がその状況に直面すると、必ずパニックに陥《おちい》ってしまい、「どうしても我慢できない」のです。


こんなにも努力して維持しているフタバさんの美しいスタイルが、幸せな人生に直結していればいいのですが、そうとも限りません。

フタバさんには恋人がいませんが、相手に合わせての食事や、運動のスケジュールを乱されたことが苦痛で、誰かとつきあいたいと思えなくなったそうです。もちろん、結婚や出産なども考えられません。

今の体型を維持できるような食べ方や運動のペースを崩《くず》したくない。でも、一人で生きていくことにたとえようもない寂しさを感じるときもある……。

仕事はそれなりにやりがいがあっても、結婚した人が幸せそうにしているのを見るとふと寂しくなりますし、体調が悪いのに運動を休むことができない自分に苦しさを感じることもあります。接待後、深夜に必死でランニングしていると、通りすがりの人にびっくりしたような目を向けられることもあり、「私はいったい何をしているんだろう」と空《むな》しくもなります。

ポイント　がんばればがんばるほど、空しくなることも

なぜダイエットに依存してしまうのか？

「やせさえすればうまくいくはず」とダイエットに振り回されてしまうヒトミさんも、「完璧なスタイルをキープしたい」あまりに女性としての幸せを見失っているフタバさんも、「幸せにやせたい人」とは程遠いと言えるでしょう。

本書ではこうした、ダイエットに振り回されて、幸せから遠ざかってしまう人を「ダイエット依存症」を呼ぶことにします。

ヒトミさんやフタバさんのケースを「あるある！」と読んでいた方は、「依存症」と聞いて「まさか！」と思うかもしれませんね。

確かに、たとえばヒトミさんは、時々吐いたり下剤を使ったりすることはあっても、摂食障害の診断基準を満たすわけではありませんし、精神的な病気を持っているわけでもありません。つまり「ダイエット依存症」という概念は、今のところ医学的な病名ではなく、定義が決められているわけでも、果たして本当に「依存症」と呼ぶべきなのか検討されてもいません。

私は精神科医ですから、本来は正式な病名にもなっていないものを「依存症」などと喧伝《けんでん》すべきではありませんが、それでもあえてこの言葉を用いたのには理由があります。それは、ダイエットを取り巻く問題が、「依存症」として考えると最も腑《ふ》に落ちるからです。

そして、「幸せにやせたい」ならば、まず「ダイエットには依存性がある」ということをきちんと理解していただく必要があるからです。簡単に「ダイエット依存症」の特徴をまとめておきましょう。

「ダイエット依存症」の特徴1　やせることとは別に「本来の問題」がある

たとえば、アルコール依存症の人たちは「自分はただ飲みたいだけで、それ以外には何の問題もない」と言ったりしますが、仕事のストレスや人間関係の悩みなど実際にはアルコールとは別の「本来の問題」がある場合も多く、それ自体に取り組まない限りアルコール依存症を手放すことはできません。ダイエットもまた、「人と接するのが苦手」「自信が持てない」「異性に愛されない」など「本来の問題」があって、「それを解決してくれそう」と感じることではじまるパターンが多いのです。

「ダイエット依存症」の特徴2　自分でコントロールすることができない

じつはダイエットをやめられるものならやめたい、と思っている人も相当数います。それでもやめられないというのもまた、「アルコール依存症」と同じです。

ここで、WHO（世界保健機関）の専門部会が提唱した「依存症」という概念を見てみましょう。

・精神に作用する化学物質の摂取や、ある種の快感や高揚感《こうようかん》を伴う特定の行為を繰り返し行った結果、それらの刺激を求める抑えがたい欲求である渇望が生じ、その刺激を追い求める行動が優位となり、その刺激がないと不快な精神的、身体的症状を生じる精神的、身体的、行動的状態のこと

簡単に言えば、依存症には「欲求を抑えがたい」「他の行動よりも優先されるようになる」「禁断症状がある」という三つの要素があるということです。

「ダイエット依存症」の特徴3　欲求を抑えられない

「アルコール依存症」の場合は、不安やストレスを抑え、一時的な高揚感をもたらすアルコール物質の作用がこの欲求を作り出しますが、ダイエットの場合はまずメディアの影響があります。流行のファッションに身を包む「やせすぎモデル」によって披露されるおしゃれで楽しそうな私生活は、「やせていれば、こんなに完璧な人生を送れるんですよ」というメッセージを送ってきます。

また、身近なところにも、やせることで見違えるように美しくなった人がい

るかもしれません。自分自身のダイエット体験も欲求を作ります。
拒食症の患者さんでもよく見られるのですが、やせはじめの時期は一時的に快活になります。これは、努力によって望みを達成した満足感や「キレイになったね」などという周りの反応によるものですが、この快活さはあくまでも一時的なもので、拒食症が進んでいくと、むしろ不安と抑うつに転じていきます。

とはいえ、ダイエットへの欲求は、「アメとムチ」で考えれば、成功体験のような「アメ」よりも、主に「ムチ」によって作られるのだと私は思っています。

「ダイエット依存症」の特徴4　強迫症状がある

「ムチ」というのは、太った人が白い目で見られたり、いわゆる「でぶキャラ」の人が馬鹿にされたり、という傾向です。「太ってあんな目に遭ったらどうしよう」という不安は、十分強い動機づけになります。このような不安は、

「○○したらどうしよう」「もしかしたら○○なのではないか」という「強迫観念」と、強迫観念を落ち着かせようとする「強迫行為」を次々と生み出します。精神医学的にはこの強迫観念と強迫行為を合わせて、「強迫症状」としています。

「太ったらどうしよう」という不安を抱えていると、さまざまな状況で強迫観念が浮かんできます。すでに十分やせているのに「私はまだ太っているのではないだろうか」とさらにやせようとしたり、食べるのを躊躇《ちゅうちょ》したりなど、強迫観念は「ダイエット依存症」の症状を作っていきます。

「ダイエット依存症」の特徴5　依存対象を求める行為が最優先される

アルコールであれば「とにかく酒」ということでわかりやすいのですが、ダイエットの場合は、「生活がダイエットを中心に回る」という形で現れてきます。

たとえば、ヒトミさんはダイエット関係のローンの支払いのためにアルバイトをしていますし、経済活動は明らかにダイエットが中心になっています。

食事も運動も「これを食べても太らないだろうか」「やせるかどうか」だけを考えて楽しめなくなりますし、何よりも問題なのが、自分自身に対する評価が「やせたか太ったか」だけで下されるようになることです。

「ダイエット依存症」の特徴6　自分を嫌いになる

生活がダイエットを中心に回るようになれば、ダイエットの成果にばかり目が行くのは当然のことです。ダイエットをしているのに思うようにやせない自分を恨《うら》んだり、自分の身体をとても醜《みにく》いと嫌悪《けんお》したり、ダイエットを続けられない自分をダメだと感じたり、つい何かを食べてしまった自分の意志の弱さを責めたりすることになります。

本当は自分にも、よいところやできていることがたくさんあるのですが、そこに目を向けられなくなって「やせられない」というところだけを見てしまう結果、自分を嫌いになっていくのです。

「ダイエット依存症」の特徴7　禁断症状がある

接待におけるフタバさんの落ち着かなさは、まさに「禁断症状」そのもの。フタバさんは病気ではありませんが、強迫的な傾向が強く見られます。接待のときの「どれだけ吸収されてしまっただろうか」という不安も、強迫観念によるものです。そして、そんな強迫観念を何とかしようとして、せっせと運動したり、決められた食べ物だけを食べたりするのは、強迫行為であると言えます。

たとえば、夜中のランニングを我慢させられたら「禁断症状」とも言える状態になると思いますが、それはフタバさんの夜中のランニングが、強迫観念による不安を和《やわ》らげるための強迫行為だからです。

ポイント　**ダイエットは依存的になりやすい**

「ダイエット依存症」から抜け出すには？

ここからは、ダイエット依存症から抜け出す方法を考えてみます。

「アルコールとは違って身体的に禁断症状があるわけではないのだから、単に『もうやめよう』と思えばいいわけで、抜け出すのは簡単なのでは？」

そう思うかもしれません。

ダイエットを単にやめると、一般には、「太りやすい時期を経て、やがて落ち着く」というコースをたどります。これは身体から見ると当然のことです。

人間の身体には、生き延びるためにいろいろな機能が備わっています。ダイエットは、生存に必要な栄養が得られないという危機ですから、身体は「省エネモード」にシフトします。体温が低下し、心拍数も減り、エネルギー消費の高い筋肉から優先的に減らすことで、基礎代謝量が減り、安静時の消費エネルギーが減少します。また、ダイエット中の身体は生き延びるために栄養をとろうとするため、ふとした拍子に過食しがちにもなります。

つまり、基礎代謝量の減少と過食から、この期間はどちらかと言うと「太りやすい時期」になるのです。

もちろん、十分な栄養をとって、普通に身体を動かして暮らしていれば、だんだんとその生活に見合った筋肉がついてきますし、基礎代謝量も上がってきますので、「結果オーライ」なのですが、そこに至るまでには、「太りやすい」という「離脱（禁断）症状」にも似た不愉快な状況に陥ります。

そして、「もっと食べる量を減らさなければ」「もっとやせるダイエット方法を見つけなければ」と、「もっと、もっと」がはじまってしまうのです。

「だったら、がんばってダイエットに成功してしまえば問題ないのでは」と思う方もおられるでしょう。しかし、そう簡単にもいきません。

たとえば、自分に自信がなくてダイエットをする人の場合、やせて自信が持てるのであれば「本来の問題」が解決されたことになります。

やせれば自信がつくか、ということについては本書の全体を読んで考えていただくとして、ここでは、「ダイエット依存症」という構造がいかに「自信がないという本来の問題」を悪化させるか、ということを見ておきたいと思います。

ここでお伝えしたいのは、そもそも「やせさえすれば」という考え方は、現在を直視していないということです。

目の前にいろいろな問題があっても、「やせさえすれば」と思うと、視線は現在から「幻想の未来」へと移ってしまい、結果として現状に向き合えなくなります。困ったことがあっても向き合って解決するのではなく、とりあえずアルコールを飲んでしまうのと同じように、「やせさえすれば」とダイエットに向かってしまうのです。

たとえば、ヒトミさんは、大学の課題が間に合わなくて先生に怒られたときですら、勉強をしようという前向きな気持ちになるのではなく、「やせさえすれば勉強だってもっとやる気になるのに」といういつもの結論に落ち着いています。

後ほど見ていきますが、自信をつけるために必要なのは、「今」における体験です。とくに、「今」における人とのやりとりの中で自信はついてきます。ところが、その「今」に向き合うことなく、「やせさえすれば」と目をそらしていたら、自信がつく日は永遠にやってこないのです。

また、「やせさえすれば」という考え方は視野を極端に狭くします。「やせていない私」と「私のことを太っていると思っている他人」に意識が向いてしまうと、人とのやりとりの中で自信をつけることも難しくなってしまうでしょう。「やせさえすれば」自信がつくに違いない、と思ってはまりこんだダイエット依存症は、それ自体が自信をつける機会を奪うという構造を持っています。

ポイント **ただ「ダイエットをやめる」だけではおさまらない**

「ダイエット依存症」にはいろいろなタイプがある

「ヒトミさんも、フタバさんも極端すぎる！　私はそんなことはない」という方もおられるでしょうが、もちろんいろいろなタイプがあります。

タイプ1　ダイエット渡り鳥タイプ

次から次へとよさそうなダイエット法を渡り歩くタイプ。多くのお金をダイエットに投じることもあります。

このタイプの人が極端なダイエットを続けると、拒食症という摂食障害になりかねません。人によっては、過食症状にも振り回されるようになります。

タイプ2　ついつい過食タイプ

つい過食してしまい、自分を責めてさらに「ダイエット！」と追い込み、そのストレスでまた過食……というタイプ。極端な形が過食症という摂食障害です。

タイプ3　ネガティブな思い込みタイプ

心の中ではつねに「ダイエットしなくちゃ」と思い続けていて、「やせられない自分」にネガティブな目を向けているタイプです。実際にダイエットをしていなくても、ある意味では、ダイエットをやめられていないと言えます。

どんなタイプであっても「ダイエット依存症」のような構造に陥ることがあるのです。ではどうしたらいいのでしょうか？　次章から見ていきます。

ポイント　「ダイエット依存症」にはさまざまなタイプがある

第二章　あなたを苦しめる「やせたがり」の声

「やせたい」気持ちには理由がある

「ダイエット依存症」を引き起こしているのは「やせなければ」という気持ち、すなわち「やせたがり」です。

「やせたがり」は、今の日本を脅《おびや》かしている熱病のようなもので、ほとんどの人が感染しているように思います。

中には、「やせたがり」に感染してはいるけれども、今現在、症状は現れていない、あるいはごくたまにしか現れない、という人もいるでしょう。そんな人たちでも、状況が変われば、「やせたがり」の症状が現れてくるかもしれません。

ここで、ご自分にはどのくらい「やせたがり」の症状があるのか、「やせたがり」度チェックをしてみましょう。

□体型で人間の価値は決まるはずはないと思っているけれど、体重が増えると慌《あわ》ててしまう
□美しいモデルみたいな体型になれば、人生はうまくいくと思ったことがある
□やせた人を見かけるとうらやましく思い、自分と比較してしまう
□へこんだときに、「これは自分が太っているからだ」と思ったことがある
□人が自分の体型を見る目が気になったことがある
□人から体型について何か言われると批判されたと感じて傷つき、何とかしなければと思ってしまう
□年をとって体型が変わっていくことについて、恐怖を感じたことがある
□体重が増えてくると全体的にやる気がなくなってくる
□体重が増えるとひきこもり気味になる
□健康上とくに必要がなくても、味や好みよりカロリーでメニューを選びがち
□ダイエット特集が載っている雑誌をついつい買ってしまう
□「必ずやせる」という誘い文句を見ると試してみたくなる

いかがでしょうか？

今の日本では、よほど体質的にやせすぎで悩んでいる人でもない限り、多くの方が多かれ少なかれ当てはまるのではないかと思います。


たとえ体型を気にしていないように見える人であっても、本当に気にしていないのかというと、そうでもないことが多いのです。


ふと鏡に映った自分を見て動揺したり、洋服を試着したときに、自分が思ったよりも太っていると感じたり。あるいは、スタイルのいい人と自分を比較してしまい、体型が気になりはじめるということもあるでしょう。

いろいろなことがうまくいっている間は気にならないけれども、失恋など、何かがうまくいかなかったときには体型が妙に気になり、「やせなければ」という気持ちになる場合もあります。

体型を気にせず食べているように見える、ふっくらした人たちも、その多くは本当に気にしていないわけではなく、「とりあえず諦《あきら》めている」ということが多いかもしれません。「できればやせたい」ことには変わりがないわけで、自分の現在の体型に満足しているわけではないはずです。

こういう人たちは、いわゆる「でぶキャラ」を引き受けなければならないことも多く、デリケートな様子を見せると笑われてしまったり、女らしいふるまいをすることがそぐわないと思われたりすることも多いのです。表面的には「でぶキャラ」を演じてほがらかにしていても、内心では傷ついている人もいます。

そもそも、やせていないというだけの理由で特定のキャラクターを引き受けなければならない、ということ自体が変な話なのですが、「やせてもいないのに権利を主張することはできない」というような空気もあり、正面から違和感を唱《とな》えにくいのです。これもまた、「体型によって行動が縛《しば》られる」という「やせたがり」の症状の一つです。

ポイント　じつは、誰もがやせたがっている

「やせたがり」の声は「自分嫌い」の声

「やせたがり」は、気づいたら感染しているものですから、多くの人が無自覚です。その実態が何であるのかを真剣に考えたこともないでしょう。しかし、「やせたがり」の正体を明かさなければ、「幸せにやせる」ことなどできませんから、ここできちんと見ていきたいと思います。

まずは、先ほど挙げた「やせたがりが生み出す症状」ですが、これはじつは、自分の中の「やせたがり」の声が引き起こしているものです。

ここで、「やせたがり」の声が何と言っているかを書いてみることにします。少し極端に感じるかもしれませんが、本質を知るために読んでみてください。

・体型で人間の価値は決まるはずはないと思っているけれど、体重が増えると慌ててしまう

↓

「やせたがり」の声　「太るとお前は価値のない人間になるぞ」

・美しいモデルみたいな体型になれば、人生はうまくいくと思ったことがある

↓

「やせたがり」の声　「お前の人生がうまくいかないのは太っているからだ」

・やせた人を見かけるとうらやましく思い、自分と比較してしまう

↓

「やせたがり」の声　「お前は人間としてあの人よりも価値が低い。どうしてあの人みたいにやせられないんだ」

・へこんだときに、「これは自分が太っているからだ」と思ったことがある

↓

「やせたがり」の声　「お前は太っているから物事がうまくいかないのだ」

・人が自分の体型を見る目が気になったことがある

↓

「やせたがり」の声　「みんなお前のことを太っていると思っている」

・人から体型について何か言われると批判されたと感じて傷つき、何とかしなければと思ってしまう

↓ 「やせたがり」の声

「そんなに太っていたら批判されて当たり前だ。それを放置しているなんて、どういう神経をしているのだろう」

・年をとって体型が変わっていくことについて、恐怖を感じたことがある

↓ 「やせたがり」の声

「年をとるということは絶望以外の何ものでもない。人間としての価値はなくなっていく一方だ」

・体重が増えてくると全体的にやる気がなくなってくる

↓ 「やせたがり」の声

「太った人間は価値がない。何かをしようとする前に、まずはやせるべきだ」

・体重が増えるとひきこもり気味になる

↓
「やせたがり」の声　**「太った姿で外を出歩くと、人から嫌な目で見られるぞ」**

・健康上とくに必要がなくても、味や好みよりカロリーでメニューを選びがち

↓
「やせたがり」の声　**「太らないように、つねに油断するな。お前にはおいしいものを楽しむような贅沢《ぜいたく》は許されない」**

・ダイエット特集が載っている雑誌をついつい買ってしまう

↓
「やせたがり」の声　**「とにかくお前の身体は何とかしなければならない。今度こそやせるべきだ」**

・「必ずやせる」という誘い文句を見ると試してみたくなる

↓
「やせたがり」の声　**「身体によいか悪いかなど贅沢なことを言っていられないほど、お前の身体は減量が必要だ」**

こんなふうに「やせたがり」が耳元でささやいているのです。
「やせたがり」が言うことをまとめるとこうなるでしょう。

1　今の身体のままでは醜《みにく》い（あるいは今の身体をキープしないと先はない）
2　やせていなければ人間としての価値がない
3　ダイエットの努力をしないのは人間としての怠慢《たいまん》だ
4　太ると人から嫌われる
5　太ると人生の質が落ちる
6　太っている人は他人よりも権利が少ない

「やせたがり」は万事においてネガティブな評価を下します。

うまくやせられたときには、一瞬「よくやった」と言ってくれますが、次の瞬間には「リバウンドしたら大変だから、さらに気を引き締めて我慢するように」と、「もっと」「もっと」と求めてきますし、「これで次に太ったら人から『太った』と思われて、合わせる顔がなくなるぞ」と言ってきます。

つまり、「やせたがり」は自分自身に満足することが決してないのです。

こんなことを誰かから直接言われたらさすがにきついですし、逆に、まさかこんなことを四六時中他人に言おうなどとも思わないでしょう。明らかに人権感覚を欠いた、虐待的《ぎゃくたいてき》な意見ばかりです。

ところが私たちは自分に対しては、平気でネガティブな意見をささやきます。

つまり、「やせたがり」にとらわれるということは、こんなひどい声をずっと聴《き》き続けるということ。「やせたがり」の本質は、この虐待的な性質にあるのだと知っておいてください。

ポイント　自分の中の「やせたがり」の声に傷つけられている

「やせること」にこだわっているのではなく、とらわれている

ここで疑問に思う方もいらっしゃるでしょう。

「やせたいと思うことが、そんなに悪いことなの？　やせたいと思ってダイエットに成功している人はいっぱいいるのに」

私は「やせたがり」という言葉を使っていますが、それは、よく言われる「やせたい」という言葉を流用しただけで、本当は不正確な言葉の使い方だと思っています。


ここでいう「やせたがり」とは、より正確に言えば、「やせたい」と自分から望むような主体的なものではなく、「やせたがらざるを得ない」という一種強制的なものだと思うのです。

　この主体性のなさは、先ほどの「やせたがり」の声を見れば明らかでしょう。どこにも本人の希望はなく、「やせたがり」が下す評価を押しつけられているだけだからです。

「やせたい」のではなく、『やせたがり』が厳しく言うから、やせざるを得ない」というのが実態なのです。

　これはとても大事なポイントです。ダイエット志向の人であっても、自分が心からそう思って、つまり主体的にやせたがっているのなら、「ダイエット依存症」にはならないのだと思います。

　基本的にはやせたがっているけれども、状況に応じて、「まあ今日は仕方がない」「やせたいけれども、これはおいしそうだから食べてしまおう」と自分で判断して満足できるのであれば、編集者のフタバさんのようにパニックに襲われることもないでしょう。

　また、「もっとやせたいけれども、とりあえず今の自分はこれでいいんだ」

と現在の自分を肯定することができれば、大学生のヒトミさんのように自己不全感に陥《おちい》っていくこともありません。

いずれも「自分で判断」「自分で肯定」という主体性があるからです。このように、自分が主体となって選んでいるダイエットの場合を、本書では「健康的なこだわり」と呼んでいきたいと思います。

私たちの誰もが、何らかの「こだわり」を持って生きています。
自分の仕事の仕方にこだわりがある人もいるでしょうし、身体によいものを食べる、適度に運動する、よい睡眠をとるなど、日常的に健康のために気をつけているようなことも、「こだわり」と言えるでしょう。「自分は何にもこだわらずに生きている」という自然志向の人もいるでしょうが、それは「こだわらない」という「こだわり」であると言えます。
つまり、ここで言っている「こだわり」とは、大きく言えば「生きる姿勢」のようなものであり、その人らしさを作るものにもなります。

「こだわり」の特徴は、あくまでも主体は自分自身だというところにあります。「自分が」こだわるのです。

たとえば、身体によい食べ物や運動にこだわっていても、「まあ、今日は特別な日だから」と自分に許可を出して普段は食べないようなものを食べることもできます。私にはベジタリアンの友人がいますが、私たちと食事をするときには肉を食べます。それは、友人と楽しむことを優先させようと「自分が」決めるからです。自分が主体となっていれば、運動することにこだわっていても、ちょっと身体の調子が悪いときには「今日は体調がすぐれないから」と運動を休む許可を自分に与えることもできます。

こだわっているのは自分なのですから、自分でコントロールできるのです。

「こだわり」が主体的なものであるのに対して、ヒトミさんやフタバさんの場合は、主体性のない「とらわれ」の状態になってしまっています。

フタバさんは「私は食べ物へのこだわりが強い」と言いますが「(自分がそうしたいと思って)こだわっている」わけではなく、「(「やせたがり」によって)こだわらされている」「とらわれている」と言ったほうがより正確でしょう。

本書では、「自分が主体かどうか」ということを明確にするために、主体性のあるものを「健康的なこだわり」、主体性のないものを「苦しいとらわれ」と呼んでいきたいと思います。

「とらわれ」はそれを「主体的に」頭から振り払おうとしてもできません。考え方を変えようとしても、理屈で納得しようとしても、不安のほうがまさってしまうからです。

「そんなことは気にしないでおきなさい」と人から言われても、自分ではコントロールすることができないので、やめられないのです。

「こだわり」が「その人らしさを作るもの」と言えるのに対して、「とらわれ」は逆で、人生を乗っ取ってしまい、「その人らしさを奪うもの」になってしまいます。

一見「とらわれ」には見えなくても、じつは「とらわれている」こともあります。たとえば、無理なダイエットをしてうまくいかなかった挙げ句、自暴自棄になって食べはじめ、肥満してしまった、というような人たちです。

こういう人たちは、「とらわれ」が外れたように見えますが、じつは「とらわれ」の呪縛《じゅばく》からは解放されていないと言えます。

自暴自棄な食べ方をしているということは、「やせていなければ価値がない」という考え自体を手放したわけではないからです。むしろ、その考えが強いあまり、そこから脱落してしまった自分のありのままを受け入れることができず、自虐的《じぎゃくてき》な食べ方をすることになってしまうのです。

ポイント　「健康的なこだわり」と「苦しいとらわれ」は違う

「とらわれ」から抜け出すには？

じつは、この「とらわれ」は、第一章でご紹介した「強迫症状」そのものです。

「ある考え（強迫観念）」が頭に浮かんできて自分に強く迫り、その不安を和《やわ》らげるために「何か（強迫行為）をせざるを得ない」という構造です。

そして、ここでの「ある考え」とは、「やせたがり」の声、すなわち「やせていなければ人間としての価値がない」「太ると人から嫌われる」といったものので、そこからさまざまな強迫観念が次々と生み出され、私たちをダイエットへと駆り立てるのです。

ここでは、その「とらわれ」の構造から脱するにはどうしたらよいか、ということを考えていきたいと思います。というのも、気にしないようにしようとするとかえって気になって苦しくなる、というのが強迫症状の特徴なので、一《ひと》筋縄《すじなわ》ではいかないからです。

参考になるのは強迫性障害の治療です。

強迫性障害の治療においては薬物も用いますが、治療の最終的な到達目標は「強迫観念が湧《わ》かないようにすること」ではありません。

「強迫観念による不安に対処できるという感覚を身につけること」です。

そのために、段階的に強迫観念に耐えるような、系統立ったトレーニングもしていきますが、その目的は「コントロール感覚」を養うことになります。

「コントロール感覚」というのは、「自分は事態に対処できている」という感覚のことですが、私たちの精神的な健康を支える基本的な感覚です。

「まあ、何とかなるだろう」という感じ方が近いと思います。

多くの心の病《やまい》が、この「コントロール感覚」が失われることによって起こります。「コントロール感覚」を失ってしまうと、「どうしたらよいかわからない」「もうおしまいだ」というような感覚になってしまうからです。

強迫性障害のまっただ中では、強迫症状に振り回されてしまうことで、「自分にはどうすることもできない」というパニックになり、「コントロール感覚」をさらに損《そこ》ないます。

そして、それが不安を強めて強迫症状を悪化させる、という悪循環が成立しているのですが、「コントロール感覚」を取り戻していくと、ふと湧いた強迫観念に対しても、「自分は対処できるから大丈夫」と思えるようになり、振り回されることが減ってくるのです。

同じように、「とらわれ」から抜け出すにも「コントロール感覚」が重要な役割を果たします。

なお、「コントロール感覚」とは、「具体的な現象のコントロール」とは違います。

「今すぐやせなければ、人間としての価値がない」といった強迫観念が湧くことと自体は、具体的な現象ですから、コントロールできないことが多いものです。

「こんなことを思っちゃダメだ」「どうしたら忘れられるの？」ではなく、「強迫観念は湧いたけど、大丈夫」と思えることが「コントロール感覚」なのです。

むしろ「具体的な現象のコントロール」（強迫観念を思い浮かべないようにする）にとらわれてしまうと、かえって「できない自分はダメだ」などと思い、「コントロール感覚」が失われてしまうこともあるでしょう。

ポイント　**「それでも大丈夫」という「コントロール感覚」がカギ**

どうしたら「コントロール感覚」を持てるのか

じつは、この「コントロール感覚」こそが、先ほどご紹介した「健康的なこだわり」と「苦しいとらわれ」を分けるポイントになります。

たとえば、仕事に余裕のある時期には手料理にこだわるけれども、仕事が忙しくなってきたら手料理は作らず、むしろリラックスするために寝る前のヨガにこだわるなど、ときには諦めたり、方法を変えたりできるなら、自分の「コントロール感覚」を維持できているので、「健康的なこだわり」と言えるでしょう。

一方、「とらわれ」の場合には、「コントロール感覚」を持つことができません。

「こだわり」が「目の前の事態に対処しながら自分の意思で行う」のに対し、「とらわれ」は「事態に対処できない自分が、かろうじて生きていくためにしがみついている唯一の形」だからです。

たとえば、編集者のフタバさんは、自分が「ちゃんとしている」という感覚が脅《おびや》かされると、やせるための習慣にしがみつきますし、大学生のヒトミさんは、対人関係をよくしたいために、「やせさえすれば」という幻想にしがみついてしまいます。

そもそも、フタバさんの「体型を維持するために節制したり運動したりすること」そのものは別に悪いことではないでしょう。それを「コントロール感覚」を持って行えれば、つまり、日によっては「今日は仕方がない」と自分で判断して休んだりすることができれば、それは単に「健康的なこだわり」であり、問題にはなりません。

しかし、「とにかくやせなければ」とのめり込んでしまう場合、とても「コ

ントロール感覚」を持って自分が選んでいるとは言えず、「苦しいとらわれ」に振り回されている、ということになるでしょう。

これはじつは皮肉な現象です。

たとえば、先の例のフタバさんタイプの「やせたがり」の人たちは、基本的には健康志向です。節制と運動、サプリメントをよくとるなど、健康にはとても気を遣《つか》っています。ところが、体調が悪くてもランニングを休めないとなると、結果として身体に悪いですし、接待の席で食べてパニックになるのは、明らかに精神的に不健康な状態です。

健康志向が「こだわり」なのであれば、その場その場で、どうすることが最も自分の健康にプラスなのだろうかと考えることができるはずなのですが、「とらわれ」になってしまうと、本来は健康のためにやっているはずのことが健康を害する結果になる、という矛盾《むじゅん》が起きてしまうのです。

ヒトミさんについても同様の問題があります。

「やせさえすれば、人生が好転するはず」と考えるヒトミさんは、簡単に言えば「外見を整えて自信をつけようとしている」ということになりますが、そういう考え方をする人は大勢います。

しかし、全員が外見に「とらわれ」ていくわけではありません。

外見という「形」とのつきあい方に関しても、「健康的なこだわり」と「苦しいとらわれ」に当てはめてみるとわかりやすくなります。

今、あえて「外見という『形』」と書きましたが、外見というのは、「目に見えるもの」、すなわち「形」です。「やせている体型」も「キレイな顔」も「おしゃれな服装」もすべて目に見える「形」と言えるでしょう。

じつは、外見とのつきあい方、そして「幸せにやせること」を考える上で、外見を『形』ととらえることは、とても重要なことなのです。

先ほど、全員が外見に「とらわれ」ていくわけではないとお話ししましたが、外見という「形」にとらわれる人、とらわれない人の両方がいますし、一人の人でも時期によって移り変わることがあります。

それは、本来、「形」そのものには特別な意味がないからです。

たとえば、「やせている体型」という「形」自体には意味がありません。
そこに「やせている人は、ちゃんとしている人」「やせている人は、優《すぐ》れている人」「やせている人は、人から好かれる」などという意味を与えることではじめて、「やせている体型」という「形」が重要なものとして位置づけられます。たとえば、ヒトミさんが「スリムな外見という『形』で周りにアピールしようとすること」そのものには問題はありません。
アピールするのは外見のみ、あるいは、外見をとっかかりにして、その次には内面をアピールしよう、というように、あくまでも外見の話として自覚していれば、それは「苦しいとらわれ」にはならないでしょう。

たとえそこで自分の外見が拒絶されたとしても、それは自分が拒絶されたわけではなく、単なる「形」である外見が拒絶されたのだ、と理解することができるからです。

「外見さえよければあの人に好かれたのに」と思うかもしれませんが、そもそも外見がよかったら好きになってくれる人、すなわち、外見が今と違っていなければ自分を好きにならないような相手と、豊かな関係性を育てられるのでしょうか。そう考えてみると、「外見さえよければ」という話でもないことがわかるはずです。

このように「あくまでも外見はただの外見にすぎない」という姿勢でいられたら、外見をどうとらえるか、相手とどういう関係性を築くかを自分で選べるため、「コントロール感覚」を持つことができます。

ヒトミさんには、このような「コントロール感覚」はありませんでした。

まさに「まな板の上の鯉《こい》」。自分の外見をせっせと整えて、あとは相手の評価を鎮座《ちんざ》して待つ、というような無力な状態なのです。

「外見は重要ですよ。自分に自信が持てないときに、外見だけでも整えると元気になるし」

と考える人もいるかもしれませんが、これについても、そのこと自体には何の問題もありません。

外見は元気になるためのきっかけにすぎない、という意識があればよいのです。

そのようなときには、外見は「自らが何かを達成するための手段」になります。この場合は「自分が元気になるための手段」。つまり、自分という「主体」が外見という「手段」を使っていることになります。


一方、ヒトミさんのように、「やせさえすればすべてが解決する」という幻想にとりつかれてしまうと、主体と手段の関係性が逆転してしまいます。あくまでもやせることがメインで、人生がそのための手段になってしまう、ということです。

主体と手段、という目で見てみると、ファッションについても考えさせられます。「やせていることが美しい」という社会的価値観を作っている要素の一つにファッションがあるのは間違いないでしょう。「なぜやせたいか」と聞くと、「好きな服をおしゃれに着たいから」と答える人も少なくありません。

しかし、本来、服とは「自分の身体のために」着るもののはずです。自分の身体を守り、気持ちのよい感覚を与え、身体を自分の好みに合わせて演出するもの。そういう意味では、身体が主体で、服は手段であるはずです。でも、「好きな服をおしゃれに着たいから」自分の体型を変える、というのでは、洋服を着るのではなく、洋服に着られるようなものです。「着たい」と言うと自分が主体であるかのように聞こえますが、実際のところは服のほうが主体になってしまっています。

服は「こだわり」の対象であって「とらわれ」の対象ではないはずなのですが、どう考えてもとらわれている、と思わせられるケースがたくさんあります。

では、ファッションへの「とらわれ」を「こだわり」に修正するには、どうしたらいいのでしょうか？


ここでは、ファッションの「限界」を考えてみることが役に立ちます。

実際には、どれほどおしゃれをしても、それが「ファッション」「センス」の評価の域を出ることはなく、人格まで変えることはありません。

また、ファッションには好きずきがありますので、どんなに素晴らしいファッションであっても、全員の支持を得ることもできないでしょう。

そもそもファッションに大した関心を持っていない人だっているのです。

そんな「限界」を実感できると、「コントロール感覚」を取り戻し、ファッションへの「とらわれ」から抜け出すことができるでしょう。

ポイント 「限界」を知ることで、「コントロール感覚」を持てる

第三章　いちばんの近道は「ありのままの自分」を受け入れること

摂食障害って何？

前章では「健康的なこだわり」と「苦しいとらわれ」の違いを見て、「とらわれ」から抜け出すカギが「コントロール感覚」にあることを確認しました。もう少し「とらわれ」から抜け出す方法を見ていきましょう。

ミエさんは小さい頃から努力家で学校の成績もよく、「いい子」と言われるタイプ。

小学校六年でクラスが学級崩壊した際も、学級委員として一生懸命事態の改善に努めましたが、同級生から「いい子ぶっている」と言われるようになりました。そんな中、ミエさんはダイエットをはじめ、元来が努力家のため急速にのめり込むようになり、減っていく体重の数値に達成感を抱くようになったのです。

短期間でガリガリにやせ、生理すらなくなってしまったミエさんを太らせようと、両親がいろいろと働きかけましたが、ミエさんは少しでも体重が増えることに恐怖を感じ、パニックになってしまうのでした。

もう一つ、例を見てみましょう。

シホさんは二五歳で出産しましたが、産後、夫との関係が変わったことに気づきました。夜泣きがうるさいからと寝室は別、明らかに女性あつかいしてくれなくなったのです。

そこで、妊娠中に増えた体重さえ元に戻れば、また夫が「女」として見てくれるのではないかとダイエットをはじめました。

カロリーが高い食品はすべて避け、一日に何度も体重計に乗りましたが、思うように体重が減らないことにイライラし、逆に過食へ。ずっと我慢していたアイスクリームを大量に食べては嘔吐《おうと》し、また過食を繰り返す日々。

夫には過食と嘔吐を繰り返していることなど、とても言えず、普段は無理して明るくふるまい、夫がいない間に過食・嘔吐をする、というライフスタイルになってしまいました。

ミエさんとシホさんは摂食障害の患者さんです。

摂食障害は、大きく分けると、拒食症（神経性無食欲症）と過食症（神経性大食症）からなります。

なかでも拒食症は標準の八〇パーセント（国際基準では八五パーセント）を切る低体重が特徴ですが、「過食を伴わない拒食症」（神経性無食欲症、摂食制限型）と「過食を伴う拒食症」（神経性無食欲症、過食・排出型）に分類されます。

過食症状があって、体重が標準の八〇パーセント以上あると過食症という診断になります。

彼女たちの「苦しいとらわれ」は、体型や体重によって自分の価値が決まってしまうという強い思い込みに基づいています。

食べ吐きがある人は、嘔吐の量やむくみによって体重や体型がかなり変動しますが、自分が太っていると思うときには外出すらできなくなることもありますし、比較的やせていると思えるときには活動的になることもあります。

それほど、体重や体型に振り回されるのです。

ポイント **体型への「とらわれ」が摂食障害を引き起こす**

自分を肯定してもらえずに育つということ

「とらわれ」を考える上で注目しておきたいのは、摂食障害に至る背景です。

背景には、もちろんいろいろな問題があるのですが、とくに多いのが「ありのままの姿で自分を肯定された経験が乏《とぼ》しい」ケースです。

摂食障害になる人は「いい子」が多いと言われていますが、それは、本人が「いい子」（周りに合わせる子、自己主張しない子）になりやすいタイプの子であったというだけでなく、「いい子」でいなければならない事情もあった、ということがほとんどなのです。

ミエさんは、直接的には学級崩壊に巻き込まれたことが病気のきっかけでしたが、潜在的には、悩みを相談することもできない母親との関係の問題もありました。

仕事を持つ母親は、そのことに理解を示さない祖父母の影響もあり、「ミエちゃんに何かあるとママが働いているせいだって言われちゃう」と言うのがクセになっていたため、ミエさんは悩みごとを母親に相談することなどできませんでした。

「ミエさんの悩みごと」としてではなく、「ママの評価を下げる可能性のあること」としてとらえられてしまうからです。ミエさんは、母親にありのままの自分の姿を見せたことがなかったため、それを肯定されることもありませんでした。

学級崩壊も悩みごととして両親に打ち明けることはできず、努力してもコントロールできないクラスの状態にパニックになってしまい、安心できるところを求めて、ダイエットによる達成感に活路を見出したのです。

拒食症の人は、だいたいがこんなふうに、それまでの自分のルール（ミエさんの場合は、「自分一人で努力すれば、結果が出せる」）が崩《くず》れてしまう中で、

ダイエットに安心感を求めた結果として病気を発症しています。

しかしその関連性は本人も意識できず、「自分はとにかくやせたいだけなのだ」と思っており、何とか食べさせようとする周囲に振り回されて、ますますパニックになってしまう、という悪循環に陥《おちい》っていきます。

どんな人にも自分のルールが崩れてしまう時期があるでしょう。

進学に失敗したり、失恋を体験したり、人間関係が悪化したりなどきっかけはさまざまですが、あることをきっかけに自分のルールが崩れてしまうと、「自分では何ともすることができない」というように「コントロール感覚」を失ってしまいます。

そんなときに、身近で信頼できる人に話を打ち明けてありのままの姿を肯定してもらうと、「コントロール感覚」を取り戻して態勢を立て直すことができ、新たなルールを自分で作り出していくことができるのです。

それができない環境に置かれていると、ミエさんのように、自分を追い込んで病気へと向かっていくことになります。

シホさんの場合は両親が不仲で、シホさんは母親から父親についての愚痴《ぐち》を聞かされて育ちました。本当は離婚したいけれども、シホさんがいるから離婚しないのだとも言われました。

父親への嫌悪感《けんおかん》と、母親から植えつけられた罪悪感《ざいあくかん》のために、シホさんは母親を支える役割を引き受けて育ちましたが、当然のごとく、ほとんど幸福感を持たずに成長しました。

母親から愚痴を聞かされても平気そうな顔で支えることに慣れていたシホさんは、対外的には明るく友だちも多くいました。しかし、そうした友だちはシホさんの「外向き」の顔によって作られた関係だったので、シホさん自身は友だちとの深いつながりを感じることはほとんどなく、つねに孤独感を抱えていたのです。

家庭内でも家庭外でも、本心を打ち明けることなく「外向き」の顔で育ってきたシホさんもまた、「ありのままの姿で自分を肯定された経験」はほとんどなかったと言えます。ありのままの自分が否定されたというわけではなく、そもそも「ありのままの自分」を見せることがなかったのです。

ですから結婚したとき、シホさんは自分だけは夫からつねに愛される妻でいたいと思いました。その結果、産後の夫の態度の変化に、敏感に反応してしまったのです。

ありのままの自分を受け入れてもらう体験をしていない人は、つねに『形』を整えて人に気に入ってもらう」ということをするようになります。

ミエさんとシホさんが、体型という「形」にとらわれていったことは、必然とも言えるでしょう。

ポイント **外見を気にしてしまうのには理由がある**

「ありのままを受け入れる」とは？

ではなぜ、「ありのままの自分」を受け入れられた経験が乏しいと、外見、すなわち「形」にとらわれてしまうのでしょうか。

そもそも「ありのままの自分」と「形を整えた自分」は違います。

もちろん、どんな人間も、社会生活の中で「人に見せる自分」を作っているでしょう。でも、それは相手との距離によってさまざまに調整しているもので、本当に親しい人たち（家族や恋人）には、「ありのままの自分」を見せて受け入れてもらうことで安心感を得ることもできるのです。

ところが、親しい人たちにすら、ありのままの自分を受け入れてもらったことがない人は、「ありのままを受け入れてもらえること」が可能だということも知りません。

彼らにとって他人は、「自分に評価を下す人」であり、「自分の価値はその評価によって決まる」ということが当たり前になっています。

人と関わるということは、その距離の遠近にかかわらず、評価を意識して自分を「作る」ことであり、ありのままの自分を「さらけ出す」ことではないと思い込んでしまうのです。

そんな人が、見た目を気にする病気になるのはうなずけることです。

これは病気にならないレベルの人であっても同じことで、ありのままの自分を見せて相手とつながる喜びを知らない人は、どうしても「形」にとらわれるようになるのです。とらわれる「形」は身体に関するものだけでなく、肩書や仕事の業績、経済力、成績など、さまざまなものがあります。

ところで、そもそも「ありのままを受け入れる」とはどういうことでしょうか。

「ありのままを受け入れる」とは、専門的には「無条件の肯定的関心」と呼ばれるものです。

私たちが人（他人も自分も含めて）に肯定的な関心（愛情）を持つとき、そこには「条件つきの肯定的関心」と「無条件の肯定的関心」があります。

「条件つきの肯定的関心」とは、「～なら愛情を持つ」ということです。

たとえば、「いい子でいるのなら、温かい親でいてあげる」「成績がよければ、自分の子として誇りを持つ」などでしょう。

ここで言う「条件」とは、「いい子」「よい成績」というように、何らかの意味で「形」になるものです（「いい子」というのは、「親に逆《さか》らわず、成績もよく、先生からもほめられ、友だちにも親切で……」と定義づけることが可能、という意味で「形」ととらえることができます）。

一方、「無条件の肯定的関心」とは、その人の存在そのものに関心を持つこ

とであり、「条件つきの肯定的関心」とは次元が違います。

「存在そのもの」というのは、「形」にはならない、一見とらえどころのないものです。それは、生命のことですらありません。無条件の関心は、相手の生命が失われたからといってなくなるわけでもないからです。

「形」にならないものを定義するのは難しいのですが、「存在そのもの」というのは、いろいろなプロセスを踏みながら生きている相手そのもの、と言ってもよいでしょう。

ですから、いろいろなプロセスを踏み、さまざまな事情を抱えた相手の「存在そのもの」に目を向けるということは、たとえ相手が一見とても不適切な思考や言動をとっても、「相手の事情の中で生み出されてきたものだ」ととらえることなのです。

たとえば、「わざと人を怒らせるようなことを言う」人がいても、その人がなぜわざと人を怒らせるようなことを言うようになったのか、というその人なりの「文脈」を考えれば、それは「わざと」ではなく、「そんなふうにしかできないのだ」と理解できるかもしれません。それぞれの人がどんな文脈を持っているのかをすべて知ることはできませんが、それぞれの人が、それぞれの事情を抱えながら一生懸命生きていると認めることはできます。

そのプロセスを尊重し、自分が下した評価を手放すということが、「無条件の肯定的関心」を持つということです。

前述した「コントロール感覚」を持つためには、「自分」をある程度肯定している必要があります。自分の感じ方を肯定できないと、「自分は何とかできる」という感覚を持てないからです。

もちろん、どんな人でも、生活上の変化に応じて自分を肯定する気持ちが一時的に揺らぐことはあるものですが、その土台に本質的な肯定感があれば、「コントロール感覚」を保つことができます。

「本質的な肯定感」とは、一般に「自己肯定感」と呼ばれるものに当たりますが、自分という存在を肯定する感覚のことで、「自尊感情」などとも呼ばれます。自分は生まれてきてよかった存在なのだ、自分は生きていく価値があるのだ、という自然な感覚のことです。

「無条件の肯定的関心」を向けられながら育つことは、自己肯定感を養っていく上では不可欠なものです。

子どもが「自分が何をしても親は味方でいてくれる」と安心感を持てるからです。一方、「いい子でいれば親は味方でいてくれる」というような感覚しか持てないようでは、自己肯定感は育ちません。

つねに「いい子」という条件を維持することだけにエネルギーを使い、自分についての不確かさを抱えて生きていくことになってしまいます。そして、その不確かさを「形」でカバーしようとして、とらわれていくことになるのです。

ポイント **自己肯定感のなさが、「とらわれ」につながる**

「やせれば愛される」という幻想

一方、第二章でお話しした「やせたがり」の声は、「ありのままの自分」を受け入れてはくれません。「やせれば愛されるはず」「やせればうまくいくはず」と強く主張してきます。

「やせれば愛される」というのは、「〜なら愛情を持つ」ということになるので、「条件つきの肯定的関心」にすぎませんが、そうであっても「やせれば愛されるはず」というとらえ方は、人との関係の中で傷ついた人にとって、無視できない魅力を持ちます。

本書の冒頭でご紹介した大学生のヒトミさんはこの典型例です。

「やせさえすれば」安心して自信を持って人とつきあえるようになるだろうと思い込んでいます。それはヒトミさんの幻想にすぎないのですが、「やせれば愛される」という幻想を持っている人は少なくないはずです。

もしくは、逆の形で「愛されないのは自分がやせていないからだ」と思っていることも多いかもしれません。

失恋のときなどにそれを強烈に感じる人も少なくないと思います。

では実際にやせたとして愛を感じられるかというと疑問です。結局は「やせたら」という条件を維持するためにがんばらねばならず、「愛されている」と感じることができないからです。

たとえば、どういうときに人から愛されていると感じるか、といろいろな人に尋《たず》ねてみると、「自分をさらけ出しても受け入れてもらえた」「見せたくない部分を見せても大丈夫だと言ってくれた」など、ありのままの姿を受け入れてもらえること、つまり「無条件の肯定的関心」を挙げる人がほとんどでしょう。

ダイエット成功時代のヒトミさんは、おしゃれをして、おしゃれな同級生に誘ってもらうこともありましたが、そこでも必死で「空気を読んで」いました。

断らないようにやりくりし、メールの返事も最速で送るなど、嫌われないように、と必死だったのです。また、太らない条件を満たすために極端なダイエットを続け、ファッション雑誌を熟読し、いつも鏡の前で体型やファッションをチェックしていました。結局、ヒトミさんが何とかしたかった寂しさや自信のなさは、未解決のまま続いたのです。

これは、「変身願望」を持っている多くの人が知っておくべき事実でしょう。現在、パッとしない生活を送っている人にとって、それまでの自分の皮は脱ぎ捨てて、新たな、魅力的な自分に変わるという「変身」は、とても魅力的です。

しかし、私たちの内面は連続したものであり、突然違う人格になることはできません。もちろん変化は可能ですが、あくまでもそれまでの自分の延長線上にしかないのです。ですから、外見がよくなれば明るい人格に突如変わるということなどなく、明るい気持ちになるとしてもそれはつかの間。あくまでも「自分はダメな人間」という基本的な認識の上にあるので、体型の変化に敏感であるところは変わらないでしょう。

つまり、「変身」に見える現象は、「皮を脱ぎ捨てる」ことではなく、むしろ「鎧《よろい》を着る」ことである場合が多いのです。傷つきやすい自分をむき出しにすることなく、「美しさ」という鎧をまとっておけば、形式的にはオープンになれます。しかし、それはもちろん本当のオープンさではありませんので、本来の寂しさを解消する効果はありません。

そして、「本当の自分を知られたら嫌われる」という思いがかえって強まり、さらに自分を隠すようにもなるでしょう。

そもそも、やせれば自分を好きになれるのではないか、と思ってダイエットをしている人も少なくないでしょう。では、やせていた間のヒトミさんは自分を好きになれたのか、というと、決してそうではありません。

もちろん、「体型」「おしゃれ」という限定された範囲では、前よりもずっと自分を認めることができました。

それでも体型やおしゃれに完全に満足していたわけではなく、「まだ二の腕が太い」「まだお腹に脂肪がついている」などとつねに何かを気にしていましたし、他の人のおしゃれに目が行ってしまい、「あの人のほうがおしゃれだ」と落ち込むこともありました。前の自分との比較では認めることができても、

「より美しい人」との比較には終わりがなかったのです。

また、「相手は自分のことを太っていると思っているのではないか」というところにばかり集中していると、相手からの愛も感じられなくなってしまいます。

ダイエット成功時代のヒトミさんは、外見をほめ続けてくれない男子には満足できずに別れてしまったのですが、「相手は自分の体型をどう思っているか」という以外の部分を見ていなかったのですから、当然だと言えます。

「やせたがり」の目から見た「相手」は、きわめて深みのない存在です。

「やせれば愛される」と言うとき、そこでの「相手」は、何らかの主体性を持った人というよりも、単に「やせた人を愛する人」というだけの、まるで機械のような存在だと感じられてしまいます。そんな相手から愛を感じることは難しいでしょう。

愛されたいと思ってやせたのに、結局、愛を感じられなかった。

ヒトミさんは身をもって、このことを体験したにもかかわらず、いつまでも「やせさえすれば」という幻想を追いかけているのはなぜでしょうか。

それはヒトミさんが、当時の自分の破綻《はたん》を、「やせ続けることができなかったため」というふうに総括してしまっているからです。

本当は当時の状況や考え方など続けられない理由があったはずですが、それらには目を向けずに、「もっと長くやせていられれば、すべてはうまくいったはず」と思い込んでいるのです。しかし、「やせ続けるためには、どうしたらよいか」という作戦を冷静に立てることもせず、ただ「やせさえすれば、やる気になって、やせ続けることができるだろう」と思っているにすぎません。

結局は「やせ続けること」そのものも、数多くの「やせさえすればできること」の一つになってしまっているのです。もちろんそれでは、やせ続けることはできません。

ポイント　形を整えれば整えるほど、愛を感じられなくなる

第四章　どうして「他人の評価」に振り回されてしまうのか？

「評価」には暴力性がある

第三章で、「形にとらわれる」人にとって他人は「自分に評価を下す人」だとお話ししましたが、ここからは評価について見ていきましょう。

私たちは小さな頃からさまざまな形で評価を下されてきており、その積み重ねの結果、「人は自分に評価を下す存在」という感覚が作られてきました。つまり、人を見ると「自分はどう思われるだろうか」を気にするようになっているということです。

同時に、私たち自身も人を見たとき、すぐに「あの人は○○な人だ」という評価を下すことが多いものですが、そもそも評価とは何でしょうか。

それは「異物」を自分なりに消化しようとする試みです。

人は未知のものをそのままにしておくと不安なので、自分が知っている枠組みの中で位置づける、という作業をしたくなるのです。そして、「あの人は優《やさ》しい人なんだな」と思えば優しい人として接しますし、「あの人は非常識だ」と決めると、被害を受けないように気をつけておこう、と気を引き締めるものです。それが「評価を下す」ということです。

そんな評価は、あらゆる人に対して、あらゆる領域に及んで下されます。

そして、その一つが、「あの人は太っている」という評価であったり、「あんなに太っているなんて、よほど節制がないに違いない」という評価だったりするのです。

ところが、評価というのはあくまでも主観的な「自分なりの消化の試み」ですから、往々にして相手の現実とずれているものです。

そのようなずれがあるにもかかわらず、一般に、評価は「それが正しいと決めつける」ような形で行われるため、相手からすると押しつけであり、ことによっては暴力のようにすら感じられます。

そもそも、ある人の事情はその人にしかわからないものであり、他人のものさしをもって何かを決めつけるということそのものが、相手を侵害することなのです。このように、あらゆる評価には暴力性が内包されているのですが、とくに体型についての評価は鋭く刺さるものです。

なぜ、刺さるのか。その大きな理由は、体型についての評価は、「ものさし」が「やせているかどうか」という一つだけだからではないかと思います。

たとえば、仕事のやり方が悪いなどと言われたら、「いえ、これにはこういう事情があって」などと言い返すこともできるでしょう。仕事には自分以外の人や事情が関わってきますし、そもそも仕事の仕方には多様性があって、どれがベストと言えないところもあるからです。しかし体型の場合は、そうではありません。「太いか細いか」という一つだけの「ものさし」で測られてしまうのです。

一般に、評価はその「ものさし」の数が少なくなるほど暴力性を増すものです。それだけ、「よいか悪いか」という断罪的な要素が強まるからです。

本来は多様であるはずのファッションですら、「ダサッ」などと言って、一つの「ものさし」で測ってしまうと、「そもそもあなたと私とはファッションセンスが違って」などとは言い返せないような、暴力的な「決めつけ感」が出てしまいます。評価の暴力性は、ネガティブな評価の場合だけではありません。

ポジティブな評価ですら、同じ効果を内包しているということを、摂食障害の人たちが教えてくれます。体型にとらわれている人たちにとって、「やせたね」と言われることは、間違いなくポジティブな評価でしょう。

言われた一瞬は確かに嬉《うれ》しいそうです。でも、次の瞬間には「次に会ったときもやせているようにしなければ」「もう太れない」と感じて苦しくなります。つまりポジティブな評価であっても「束縛《そくばく》」という暴力性を帯びているのです。

ポイント　人は異物を消化するために「評価」する

下された「評価」は自分で修正できる

少ない「ものさし」で下された評価は、暴力的であると同時に、「とらわれ」を生みやすいという特徴もあります。

たとえば、「偏差値」をただ一つの「ものさし」として測れば、偏差値が上がれば「よい」、下がれば「悪い」となります。それ以外の評価はありません。

ですから、「偏差値を上げる」という単一の目標に「とらわれ」てしまいがちです。

ところが実際には、偏差値は高くなったけれども身体を壊した、心の病気になった、などということもあるわけですから、人間のあり方を単一の「ものさし」で評価することそのものがバランスを欠いています。人間には絶対的な単一の「ものさし」ではなく、存在の複雑さに合わせた複数の「ものさし」による相対評価が必要です。

ところが、複数の「ものさし」による相対評価をするためには、ある程度の主体性が必要となります。自分がどの「ものさし」を重視するか、などの判断が必要となるからです。

たとえば、「やせ」という「ものさし」と「友人との楽しみ」という「ものさし」の両方を見比べて、「今日は友人と一緒だから、普段食べないような甘いものも食べてしまおう」という判断をするためには、主体性が必要なのです。

「コントロール感覚」を失っている人が単一の「ものさし」による評価にとらわれやすいのは、主体性がないことが理由だとも言えます。

何かにしがみつかないと耐えられない、という人にとって、複数の「ものさし」を自分で判断して使いこなすことは難しいでしょう。「やせさえすれば」というところにしがみついている人に、「人間の価値というのはもっと多様なものでﾞ」などと説教したところで何の救いにもならないのはそのためです。

また、主体性があれば、たとえ人から評価を下されても、その評価を真に受けないでいられます。

評価は暴力だと言っても、じつはあちこちで評価が下されているのも事実。「○○さんって、おせっかいな人よね」「あなたは、仕事のしすぎよ」など、評価を下すような会話はよく聞かれます。

では、そういう会話で評価を下された人のすべてが自己肯定感を低下させ、「形」にとらわれるようになるのか、というと、もちろんそんなことはありません。

なぜかというと、「評価」は決して絶対的なものではなく、あくまでも言った人の主観的なもの、そして一時的なものであって、それを変えるように働きかけることができるからです。

たとえば、「あなたは、仕事のしすぎよ」と言われたときに、そうではないと思ったら「そんなことはない」と言うこともできますし、よけいなお世話だと思ったら「別に、仕事が好きなんだからいいでしょ」と言い返すこともできます。あまりにも不愉快だったら「あなたとはもうこういう話はしたくない」と言ってもよいでしょう。

この、「評価されても修正できる」という感覚が「コントロール感覚」であり、自分はそういうことをしてよいのだ、そしてできるのだ、という気持ちが自己肯定感を育てます。

ところが、評価される以外の人間関係を経験したことがない人にとっては、評価される側が修正できるなどということは考えもつきません。

たとえば、幼い頃から一方的な評価を下され続けると、その評価は絶対的なものであり、それが自分の価値を決める、と思ってしまいがちになります。

そして「他人というのは自分に評価を下す存在なのだ」という思い込みにとらわれ、自分がどう評価されるかがひどく気になってしまうのです。

その結果、人間関係が「評価」を中心に回るようになります。

摂食障害や社交不安障害のように、「形」にとらわれる病気を持つ人たちと話していると、その会話のほとんどが「評価」についてであることがわかります。何かを理解したり共感しようとしたりすることよりも、何かに評価を下すことが思考の中心になっているのです。もちろん、この「何か」には「自分」も含まれています。

すなわち、「自分に対して自分が下す評価」、言い換えれば「他者が自分に対して下すだろうと思い込んでいる評価」も話の多くを占めているのです。

そんな状態の人に「人間は外見ではなく内面」と言っても、「外見ばかり気にしている自分はダメだという評価を下されてしまった」と受け止められてしまうでしょう。

ポイント 「他人が自分に下すであろう評価」にも苦しめられる

相手との境界線が引けないから振り回される

評価の暴力性は、その内容によって傷つくということだけでなく、本来は相手の問題であるはずのものを自分の問題として引き受けさせられる、というところにもあります。これはＤＶ（ドメスティック・バイオレンス）を受けた人が、怒っている相手から「お前が俺を怒らせた」と責任転嫁されるのと同じ構造です。私たちは、人が自分の外見について何らかの評価を下すとすぐに「自分が評価を下された」というところに注目してしまいます。

しかし、じつは評価というのは「相手が下した」ものです。

単に評価を下すことがクセになっている人も多いですが、基本的には、評価というのは、目の前の現実を消化しようとしてその人自身のためにやっている作業です。ですから、「相手はどうしてそういう評価を下すのだろう」と、「相手」を主語にした視点を持つ必要があるのです。

これは、相手と自分との間にちゃんと境界線を引くということでもあります。

境界線を引くというのは、「これは自分側の問題なのか、相手側の問題なのか」を考えるということです。たとえば、相手から「太っている」と言われたとしましょう。自分の中の「やせたがり」は、「やっぱり太っているんじゃないか」と言うはずです。評価を下されて育った人は動揺し、反射的に「やせなければ」と「やせたがり」の声が優位になってしまいます。

しかし、逆の立場だったらと考えてみてください。相手が少々太っていると思っても、わざわざ「太っている」などと言うでしょうか。言わない人が多いと思います。その理由は、「相手も気にしているだろうから」「傷つくかもしれないから」などというものではないでしょうか。普通はそういうことを配慮すると思います。ところが、目の前の相手が「太っている」と言ったということは、そういう配慮もできなかった、という「相手側の問題」が明らかに存在しているのです。それでも「やせたがり」は、「配慮する価値もないと思うくらい、太ったと思ったのではないか」などと言ってくると思いますが、また立場をひっくり返して考えてみれば、やはり答えは同じでしょう。

つまり、「やせたがり」は「相手側の問題」もすべて「自分側の問題」として騒ぎ立てる特徴があるということです。

評価ばかりされて育った人は、どうしても他人との境界線を引くことが苦手になっています。ですから、人から何かを言われると、反射的に「相手側の問題」も自分でひきとって「(私が)やせなければ」と思ってしまうのです。

ポイント　自分への評価は「相手側の問題」を含んでいる

評価から生まれるプチ・トラウマ

「見た目が気になる」という現象は、そもそもが評価によるプチ・トラウマの積み重ねを反映したものです。

私たちの多くが、小さな頃から、人と比較されたり直接批判されたりすることによって傷ついて育ってきています。心が傷を受けると、私たちの心身は「もう傷つかないようにしよう」というモードに入ります。すると、傷つけられそうな危険を感じるサインに敏感になります。

この「危険への過敏さ」が極端な形となって現れるのが、トラウマの病《やまい》の代表例であるＰＴＳＤ（心的外傷後ストレス障害）です。ＰＴＳＤになると、つねにピリピリして、ちょっとしたことにも強く警戒し、危険を避けようとする傾向が強くなります。

いろいろなものに危険を感じるので、ひきこもってしまったり、危険を排除しようとして相手を猛烈に攻撃するようになってしまったり（一般に、「ちょっとしたことで激しくキレる」というパターンは、トラウマを反映したものであることが多いのです）、と日常生活に支障を来《きた》すようになります。

また、自分のことを責めたり、自分は無力な存在だと感じたりすることも、トラウマを受けた人の特徴です。「自分のことなど誰も理解できない」など、孤立感を強めることもあります。トラウマについては他の拙著をご参照いただきたいのですが、医学的にトラウマと呼ぶとき、それは命に関わるほどのもの、と定義されています。しかし命に関わらないレベルであっても、「心の傷」は案外至るところにあるものです。

本書では、医学的にはトラウマと言うほどではない程度の心の傷を、「プチ・トラウマ」と呼ぶことにします。

トラウマとは異なり、プチ・トラウマの場合には、それ自体が日常生活を大きく振り回すほどの衝撃になるわけではありません。しかし、「危険への過敏さ」や、自分を責めたり無力だと感じたりする「自分がダメだという感覚」は、一つひとつの程度は軽くても蓄積されていきます。

そのように蓄積されたものが癒《い》やされないまま残っていれば、人と接するときに、まずは「人からどう見られるか」というところに目が行くようになるのも当然です。人の顔色を見て、空気を読み、自分を傷つける可能性のあること、つまり、自分に対するネガティブな思いがないかをチェックするのです。とくに体型について何らかの批判や評価をされた経験があれば、まず目が行くのは「自分の体型がどう見られるか」ということになるでしょう。

「人からどう見られるかが気になる」というのは、一般に「自意識過剰」と言われますが、そうではなく「世の中の危険」に対する自己防御なのです。ちなみに、「自意識過剰」というのも暴力的な評価ですね。

ポイント　評価に傷ついてきたからこそ、他人の目が気になる

プチ・トラウマを癒やすには？

では、他人からの評価でこれ以上傷つかないように、見た目を気にして、整え続けていれば、問題は解決し、心の傷は癒やされるのでしょうか。

答えは明確に「ノー」です。プチ・トラウマを癒やすためにもまた、「コントロール感覚」が必要になります。

つまり、突然傷つけられたことによって失った「コントロール感覚」を取り戻し、「自分は大丈夫だ」という安心感を得ていくことが大切なのです。

見た目を気にし続けていれば、物理的に傷つけられる機会は減るかもしれません（それでも傷つける主体は相手ですから、ゼロにはできないものですが）。

しかし、つねに周囲に危険のサインを探し、つねに自分を閉じて警戒し、という生き方では「コントロール感覚」は得られませんし、癒やされもしないでしょう。また、そのような生き方をする際には、危険のサインを探すのは外部だけにとどまりません。被害に遭《あ》わないために、つねに、「自分自身に何か問題はないか」ということをチェックするようになります。自分に対して、「他者からとやかく言われそうな可能性のある要素がないか」という評価の目を向けるようになるのです。

つねに自分自身に評価を下しがちになることで、より本質的に、「コントロール感覚」を損《そこ》ねていきます。

本来、他人についてとやかく批判すること、とくに身体的特徴について何かを言うことは、人権感覚を欠いたハラスメントです。ところが、そのようなハラスメントを受けたときには、「でも、そう言われる私が悪いのではないか」「私がもっとやせていたら、こんなことを言われずにすんだのではないか」と感じてしまいがちです。相手も、「悔《くや》しかったらやせてみろ」などと言ってそれに拍車をかけることがあります。また「やせていなくても、本当の私をわかって好きになってくれる人がいるはず」と思おうとしても、そんな人はやはりいないのではないかと不安になってしまいますし、実際ハラスメントをする相手は「そんなに太っていたら誰にも相手にされない」と言ったりするものです。

このような構造は、ＤＶのときなどによく見られるのですが、加害者の暴力と被害者の無力感や罪悪感は、出口のない悪循環を作ってしまうのです。

「見た目を気にして生き続け」ていれば、この構造から解放されるどころか、悪循環が強化されてしまいます。自分がこれ以上傷つかないようにと、見た目を気にすることが、かえって自分を傷つけ、無力感を強める結果になってしまうのです。

ポイント　見た目を気にすればするほど、傷ついていく

相手の反応を「自分のせい」にしない

先ほど、見た目を気にすることはプチ・トラウマの積み重ねを反映した自己防御だと述べました。でも、実際に他人から、見た目に対して何らかの評価をされているのだから、「見た目を気にする」ことはやはり自己防御として必要なのではと思われるかもしれません。この点について少し考えてみましょう。

たとえば、前よりも太った姿を見て相手が驚いたとします。少しでも相手が驚いた様子を見ると、自分の中の「やせたがり」は、「ほらやっぱり。太ると嫌われるのだ」と断定し、傷つけてきます。

しかし、そもそも人間はそれほど完璧な存在ではないのです。

たとえば、前よりも太った人を見たときに、「どうしたのだろう？」と思ったり、「前のほうがよかったのに」と思ったりしてしまうことはあります。あらゆる変化が私たちにとっては適応すべきストレスなので、何らかの変化に直面したときに、とまどってしまうことはごく普通のことです。
でも同時に、私たちの中には、「人を外見で評価してはいけない」「きっと体型が変わるような事情があったのだろうから、とやかく言っては失礼だ」と思う気持ちもあって、自分が進むべき方向を決めていきます。

つまり、瞬間的な反応は未熟なものだけれども、より望ましい方向に努力しようとして生きる、というプロセスを多くの人が歩んでいるのだと思います。

そう考えると、前よりも太った姿を見て相手が驚いた顔をしても、「ほらやっぱり。太ると嫌われるのだ」と決めつけるのではなく、「相手も変化への適応に苦労しているのだ」という見方が可能になるでしょう。
こうして相手のプロセスを感じるためには、「相手」に目を向けることが必要です。しかし、「自分」がどう評価されるかということろばかり見てしまうと、相手の心にあるそのようなプロセスをすっかり無視してしまうことになります。

このような「やせたがり」の自己中心性は、「やせたがり」がプチ・トラウマによって作られることと大きく関係しています。

子どもの頃に虐待を受けた人は、多様な価値観に心を開くことが苦手だということが知られています。これは人格的に狭量《きょうりょう》だという意味ではなく、「危険のサイン」ばかりに敏感になっていると、「自分と違う考え方の人がいる＝自分が否定された」というふうに解釈してしまうからです。

「やせたがり」の声が大きくなると、生活がダイエット中心になり、他人を見る目も「私のことを太っていると思っているのではないか」という一点に集中していきます。こうなってくると、相手のプロセスを感じるどころではなくなり、本来は危険ではない相手のことも危険だと感じるようになってしまうのです。

ポイント　相手の事情に目を向けると楽になる

第五章　プチ・トラウマは対人関係で癒やせる

本心を話すことで、「とらわれ」がゆるくなる

　ここまで、「幸せにやせられない」背景には、他人からの評価によるプチ・トラウマがあることを見てきました。

　このプチ・トラウマにはどう対処したらいいのでしょうか？

　プチ・トラウマが他者からの評価によって生まれるのであれば、それを癒《い》やす方法もまた、対人関係の中に見出すことができます。

　「はじめに」でもお話ししましたが、私は対人関係療法を用いて摂食障害の効果的な治療を行ってきました。

　その治療の本質は、「人間の価値は外見ではない」ということを、実際の人間関係の中で、肌で感じてもらうという体験の積み重ねであると言えます。

この治療では、プチ・トラウマ自体を論じるのではなく、本人が感じている気持ちを表現してもらい、周囲が一貫した言動によって本人の気持ちを肯定していく、という形をとります。

一貫性は重要です。「何でも言って大丈夫だよ」と言ったのに、実際に本人が何らかの気持ちを表現したときにはネガティブな反応を示すようなことがあると、本人は混乱してしまい、目に見える「体型」「体重」にしがみつくようになってしまいます。

たとえば、第三章でご紹介した拒食症のミエさんの母親も、「これからは何でも悩みを言ってちょうだい」と口では言うのですが、実際にミエさんが悩みを打ち明けるとパニックになってしまいます。これは、一貫性のない言動ということになります。

実際の治療では、そんなときにはミエさんに「悩みを打ち明けてママが動揺しているのを見ると、ああ、やっぱり打ち明けなければよかった、と感じる」とありのままの気持ちを言ってもらいます。すると母親は自分の言動に一貫性がなかったことに気づき、ミエさんの感じ方を肯定することができます。

対人関係療法では治療者のサポートのもと、このような作業を繰り返していきます。その中でミエさんは、自分のありのままの姿を肯定してもらえている感覚を身につけていくのです。

そして、「自分はこれでいいのだ」という「コントロール感覚」を取り戻すにつれ、だんだんと、体重へのとらわれがゆるくなっていきます。

産後に過食症になったシホさんも過食嘔吐《おうと》を繰り返し、行き詰まった挙げ句に外来を受診し、私のすすめで夫に症状を打ち明けることになりました。シホさんは「そんなことを知られたら夫に嫌われる」と強く抵抗しましたが、育児にも支障を来《きた》し、どうにも身動きがとれなくなったため最終的に観念しました。

シホさんが驚いたことに、夫は大変心を込めて話を聴《き》いてくれて、「そんなに大変なことになっていたのに、どうしてもっと早く話してくれなかったんだ。一人で抱えて、つらかっただろうね」と受け入れて、一緒に治療に取り組んでくれたのです。

シホさんは、正直な気持ちを少しずつ夫に打ち明け、受け入れてもらう、というプロセスを積み重ねていきました。そして、以前の「何も言えずに抱え込む」パターンを脱し、夫にはだいたいのことを受け入れてもらえるという信頼感を持つことができました。

夫が妊娠前のシホさんに対して抱いていたような「異性に対する性的関心」は元通りには回復しませんでしたが、それ以上に深い関係を持てたと感じることができました。「異性に対する性的関心」も、シホさんがとらわれていた一つの「形」だったようです。

治療が終わる頃には、シホさんは「これから先、何が起こるかわかりませんが、夫に相談してやっていけそうな気がします」と話すようになりました。

この発言こそが、まさに「コントロール感覚」を象徴するものなのです。

ポイント　気持ちを他人に受け止めてもらう体験がカギになる

「開き直る」ことで、他人軸を自分軸に変える

ミエさんやシホさんは摂食障害のケースですが、これらの治療プロセスは「幸せにやせたい」人にも応用することができます。まずは第一章でご紹介したフタバさんの変化から、その秘密を探っていきましょう。

編集者のフタバさんには、その後、恋人ができました。

以前の恋人とは、人とつきあうことの怖さだけが残って終わりました。相手に合わせて、自分の大切な習慣まで変えなければならなかったからです。

今回うまくいっているのは、ジムで出会った恋人であることも大きく関係しています。彼はフタバさんがどんなときにもきちんとトレーニングする人であることを知った上でつきあってくれました。フタバさんの「やせたがり」もそのまま受け入れ、接待のときにフタバさんがパニックになってしまうことまで理解してくれたのです。もちろん最初からうまくいったわけではありません。

じつは、うまくいくようになったのは、フタバさんが「うまくいかせよう」という思いを手放したことがきっかけでした。

最初のうちは、前の彼と同じように、相手に合わせなければいけないのではないかと悩みましたが、前の体験があまりにも苦痛だったため、「どう思われてもよいから、自分の習慣は守ろう。それで去るような人はいらない」と決めたのです。フタバさんはこれを単なる「開き直り」と理解していますが、じつは、この決意はフタバさんにとってはかなり重大なことでした。自分側に軸を置くことによって、相手との関係に振り回されることなく、「コントロール感覚」が手に入ったのです。結果として、相手は去ることもなかったし、お互いのペースを守りながらのつきあいが続いています。

その結果、フタバさんの「やせたがり」に変化が起こってきました。食べすぎたと思ったときに、以前ほど思い詰めて深夜のランニングをしなくなり、以前よりも少しだけ体重が増えましたが、「まあ、いいか」と思えるようになったのです。こんな安心感を持つことは、今までの人生を、失敗を怖れて「いい子」で過ごしてきたフタバさんにとって、ほとんど初めての体験でした。

同じ相手であっても、フタバさんが「どう思われてもよいから、自分の習慣は守ろう」と主体性を発揮しなければ、こうはならなかったでしょう。

おもしろいのは、フタバさんが自らの主体性を発揮する材料として、「とらわれ」の対象を使ったことです。「自分は体型や体重にとらわれていてもよいのだ」と開き直ることによって、その「とらわれ」がゆるくなったというのは、ダイエット依存症から抜け出すことを考えたときに、大変参考になります。

自分が「ちゃんとしている」という感覚がほしいフタバさんにとって、奇妙な習慣にとらわれてしまってやめられない自分は、本来は認めたくないものです。だからこそ、前のつきあいのときには相手に合わせてしまったのです。

しかし、今回、「自分はとらわれていてもよいのだ」と開き直ったことが、むしろ「とらわれ」をゆるくする結果につながりました。

大学生のヒトミさんの変化は、違った形で起こりました。ヒトミさんは就職活動の中で「ダイエット依存症」を悪化させ、過食症になってしまったのです。過食が止まらなくなってしまい、就職の面接に穴を開けてしまったとき、ようやくヒトミさんの問題が親の知るところとなり、治療することになりました。
治療の中で、今までの親子関係にも焦点が当てられ、いかに母親がヒトミさんに不適切な評価を下し続けてきたかが確認され、母親は涙を流してヒトミさんに詫《わ》び、自分の不安を押しつけていたのだということを認めました。

そして、治療の中で繰り返し自分の感じ方を肯定されることで、ヒトミさんは徐々に「コントロール感覚」を得ていったのです。

友だちとの関係性も変わってきました。また、自分が何かを表現して受け入れられたときには過食もおさまるということに気づいていきました。
今でも、できればやせたいと思っていますが、ダイエットをしようとすると不安定になるので、きっと自分は「食べない」という形でのダイエットが苦手なのだろうと思うことにしました。そんなふうに自分自身の現実を見ることもできるようになってきたのです。

そこで、天気のよい日のウォーキングだけを習慣にすると決め、身体についての感覚を少しだけでも改善することにしました。すると結果として、身体が引き締まり、「何だか私、いい感じ」と思えるようになりました。雨の日もウォーキングすればもっとやせるかも、と思ってはいますが、それは自分の「いい感じ」を崩《くず》すような気がするのでやめています。

ヒトミさんは幸せにやせる（身体を引き締める）ことができた例と言えますが、自分について「いい感じ」を持てるようになってくると、今まではやせた人にばかり目が行っていたのが、大してやせていなくても堂々としている人や楽しそうにしている人にも魅力を感じられるようになります。「まあ、ああいうのもありかな」というのが目下のヒトミさんの感じ方です。

ポイント **自分の感じ方を大事にすることで、視野が開ける**

「感じる自分」にシフトする方法

フタバさんもヒトミさんも、少しずつ「やせたがり」から脱しつつありますが、その変化はいずれも、「リアルな人間関係」の中で起こっています。
フタバさんの場合は恋人との関係の中で、ヒトミさんの場合は病気の治療を軸に、身近な人たちとの関係の中で少しずつ新しい感じ方を身につけました。

じつは、自分が他人からどう評価されるかということにとらわれている人と話していると、「リアルな人間関係が少ない」ことがわかります。

想像上の人間関係はたくさんあるのです。たとえば、「こんなことをしたら○○だと思われるのではないか」「きっと××と言われるに違いない」というように、頭の中では相手が大活躍しています。

でも、実際に相手とどれほどのやりとりをしているのかというと、ほとんどない、ということが少なくありません。

「実際の（リアルな）やりとり」というのは、自分の気持ちを伝えて、相手の気持ちも聴いて、という心のレベルでの交流のことです。

そもそもが、相手からの評価ばかりを気にする状態になってしまうと、自分の本心を言うことはなかなかできませんから、やりとりにならないのです。

摂食障害、社交不安障害など、「形」にとらわれる病気になる人たちは、ほとんどが、リアルなやりとりの少ない人たちです。

ですから、治療において、自分の気持ちを見つめて実際に人に伝えはじめてみると、劇的な効果が現れるのです。これは、心の傷を癒やすということでもあります。

かつて下された評価によるプチ・トラウマは、「世界は危険なところで、他人は自分を傷つけるものだ」と教えてきます。そういう目を通して世界を見れば、危険なところにしか見えませんから、「やはり」ということになって、ますます「自分がどう評価されるか」ということばかりが気になってしまいます。一〇〇人に一人がきついことを言ったときに、それが一パーセントにすぎないという見方はできず、「ほらやっぱり」ということになってしまうのです。

ところが、リアルなやりとりをして、相手にもいろいろな事情や限界があるということを理解するようになると、「自分がどう評価されるか」というところばかりにとどまっていられなくなります。

それは自分を「評価を下される自分」という「モノ」から、「感じる自分」という「ヒト」へと変えてくれます。

主体的に関わるようになると、もちろん、「コントロール感覚」も育ってきます。「なるほど、相手にはこういう事情があるんだな」と理解したり、「よくわからないけれども、きっと何かの事情があるのだろうな」と思ったりできるようになり、それがそのまま「コントロール感覚」へとつながるからです。

これは相手の評価ばかりを気にして、一方的に振り回されているときの感覚とはまったく異なるものです。

じつは、トラウマが原因となって起こるPTSDなどの病気の治療も、その目標は「コントロール感覚」の回復です。

一方的に傷を受けて自分にはどうすることもできない、これからどうしていったら安全なのかもわからない、というところから、自分自身が主体的に関わって安全を確保していける、と感じられるところへのシフトは、やはりリアルな人間関係の中で得られる結果です。

そんな人間関係なんて自分にはない！　と思う方もおられるでしょう。しかし、親しくなくても親切な人はいます。「へー、こんなにいい人がいるんだ」という発見は、人づきあいについての前向きな希望につながります。

ポイント　相手の事情や感情に目を向けることで、「感じる自分」になれる

攻撃してくる相手には？

もちろん、リアルな人間関係の中には危険もあります。「太ったね」「少しはやせたら」など、新たなプチ・トラウマにつながるようなことを言う人もいるからです。ですから、体型にとらわれている人にとって、外見をとやかく言う人は要注意です。では、そういう人にはどう対処すればいいのでしょうか？

何も考えずに社交のつもりで軽く言っている人もいますので、一度は「そういうことを言われると傷つくからやめて」と言ってみましょう。

「そんなの意味がない」と思うかもしれませんが、そうでもないのです。

私が今までいろいろな人を観察してきた経験からは、女性が「太っている」と言われるときのダメージと、男性が「はげている」と言われるときのダメージは、同じようなものだという印象があります。「はげている」ということも、「はげているかどうか」という単一の「ものさし」による評価ですから、暴力性は強いのです。ところが、男性を「はげ」と言うときの女性が、隠しきれない本音《ほんね》を吐露《とろ》しているのかというと、それほど深刻でない場合が多いでしょう。自分が「太っている」と言われるのと同じくらいのダメージをもたらすものとはつゆ知らず、むしろ親しみを表すために言ったりするのではないでしょうか。

そんなとき、「はげと言われると傷つくからやめてください」と言われれば、びっくりしてやめるでしょう。

「太っている」という言葉も、それほど相手にダメージを与えるとはまったく知らず、親しみの表現として使われることすらあるのです。

ですから、「太っていると言われると傷つくからやめてください」と言えば、びっくりしてやめてくれることも多いものです。

それでも続くようなら、それは言いたくて言っている人です。そういう人からは離れるようにしたほうが身のためです。

そうは言っても、そう言ってきた人は他に魅力的なところがある、という場合もあるでしょう。あるいは、離れてしまったらかわいそうだと思うこともあると思います。

しかし、「やせたがり」を自分の中に抱えている人にとって、日常的に「少しはやせたら」などと言われ続けることは、かなり深刻な問題なのです。

我慢できるような気がしていても、それは間違いなく心の傷を深めていきます。そもそも、なぜそんな我慢をしなければならないのでしょうか。我慢しなければと思う人は、我慢を自分に強《し》いることが当たり前になっているという時点で、いかに自分を大切にしていないかがよくわかります。

「何で私は嫌なことを言われて我慢しなければならないの？」と相手に聞いてみれば、もっと本質がわかるかもしれません。「このくらいのことには目くじら立てないのが大人だ」とこちらの感じ方を否定してきたり、「やせれば言われなくなる」と、あたかもこちらの責任であるかのように言ってきたりするようであれば、そこに虐待的な要素があるということがわかるでしょう。

会社の上司などで、距離を置くこともなかなか難しいという場合もあると思います。そんなときには、「境界線」の話を思い出してください。

職場という環境で、業務とはまったく関係のない個人的なハラスメントを続けるというのは、もちろん明らかに「上司側の問題」です。そのような「上司側の問題」であるものに対して、短絡的《たんらくてき》に「自分がやせなければ」と思うことが上司による虐待《ぎゃくたい》を強めるのだと理解し、不適切な上司と精神的に距離を置くようにするとよいと思います。

もちろん、相談できる人がいるのであれば、迷わず相談することが大切です。そこで親身になってもらうことも、人間への信頼を取り戻すことにつながるでしょう。

ポイント 言ってダメなら、距離を取る

第六章　本当に成功するダイエットとは？

まずは自分の身体への愛情を持つ

ここまで読まれて、こんな疑問が浮かんだ人もいるでしょう。

「対人関係でプチ・トラウマを癒《い》やせることはわかりましたが、ということは恋人や親との関係を何とかしないと『幸せにやせる』のは難しいってこと？」

もちろん、そんなことはありません。

ここでは「うまくいくダイエット」がどのようなプロセスをたどるのか見ていきましょう。

大学生のナナさんは、ジャンクフードをよく食べる上に運動の習慣もなかったため、脂肪質の身体で肌荒れや肩こりがひどいのが悩み。そこで肉体改造しようと決意しました。じつは彼女にはジャーナリストとして働きたいという夢があったのです。ジャーナリストとして活躍するには、今の身体ではダメだと思いました。

最初に試みたのは食事を減らすダイエット。ところが、「もっと、もっと」という気持ちが強くなって、一日に何度も体重計に乗ったり、ウエストを測ったりする自分に気づきました。

いつも食べていたものも食べられず、集中力を欠き、友だちの誘いも断るようになり、自分がおかしくなっていくのを感じました。そして、このままでは拒食症になってしまうと心配になったのです。


いかがでしょうか？

ここまでのプロセスはいままでご紹介した方と同じです。

しかし、ここでナナさんは大胆に方向転換しました。

彼女は「体型」のためのダイエットをやめ、「体質」に焦点を当てることにしたのです。体重を測るのもやめました。

ナナさんは食事を減らすのをやめ、「身体によいものを食べる」「身体を鍛《きた》えるための運動をする」ことをはじめました。自分の現在の身体が、ジャンクフードと運動不足の結果であるのなら、食べ物を変えて最低限の運動をするだけでも、体質は変わってくるはずだと思ったのです。

食べ物の量にはあえてこだわらず、質のよい食べ物をできるだけ自分で調理し、味わって食べることにしました。甘いものが食べたいときには、あえて我慢せず、罪悪感《ざいあくかん》なく堪能《たんのう》することにしたのです。質のよい食べ物を十分に食べた後ですから、結果的には少量で満足することができました。

運動は、三〇分間のランニングだけ。それも、体調の悪い日や天気の悪い日は休むことにしました。無理をして運動した結果、体調を崩《くず》してしまったら、本来の目的に逆行してしまうからです。ナナさんは、健康なものを食べているときも、ランニングをしているときも、「自分のためによいことをしている」という満足感を持ちながら、おいしいと感じたり、身体を動かして気持ちがよいと感じたりすることができました。

結果として体重は三キロほど減り、前よりも筋肉質になり、ジャーナリストとしてキビキビ働けるような丈夫な身体を手に入れたのです。


ナナさんの例は、いろいろな意味で参考になります。

ナナさんは、自分の「とらわれ」に気づいて、そこから自分で脱しました。

じつはこのような例はそれほど珍しくなく、「ダイエットをしている自分が怖くなってやめた」という人は案外いるものです。

そのときの「怖くなって」という感覚は、自分が自分でなくなっていくような、まさにとらわれていく感覚なのでしょう。

その怖さを感じられるためには、やはりある程度の自己肯定感が必要なのだと思いますが、ナナさんの場合も、「ジャーナリストになりたい自分」という芯《しん》があったから的確な状況判断ができたとも言えるでしょう。

ナナさんのダイエットは、途中で、体型のためのダイエットから、体質改善のためのダイエットに目的を修正しました。

結果としては確かに体重が減り、やせましたが、それは、健康な習慣というプロセスを積み重ねた先に、自然と起こった結果です。「三キロ減らさなければば」という思いが現在を支配してしまったわけではありません。

これが、「やせたがり」から解放されたダイエットなのだと言えます。なぜなら、自分の身体への愛情の上に成り立っているからです。

身体にとってよいことをしようとしていますし、無理はしていません。甘いものを食べるということですら、罪深い行為と考えるのではなく、自分への愛情表現として考えています。

ナナさんのもともとのライフスタイルであるジャンクフードや運動不足こそ、身体への愛情を欠いたものだったと言えるでしょう。

ポイント　数字にとらわれず、身体と向き合う

「やせたがり」のダイエットは成功しない

私は、ナナさんタイプが唯一のダイエット成功パターンだと思っています。

「唯一の」と書いたのは、一般に、ダイエットは成功しないものだからです。

それは雑誌のダイエット特集などを見ればわかることで、そこでよく使われている言葉は「今度こそ」「楽して」というようなものです。ダイエットが簡単なら、そのような言葉は使われないでしょう。

もしも実際に「今度こそ」「楽して」ダイエットに成功するのなら、ダイエット本の売り上げは尻すぼみになるはずですし、雑誌のダイエット特集も減ってくるはずですが、そんな徴候は見られません。結局はまた同じように、「今度こそ」「楽して」に手を伸ばすことになるのでしょう。

もちろん、短期的には「ダイエット成功者」はたくさんいます。それまでまったく制限なく食べていた人が食べる量を減らせば、当然のごとくやせます。

しかし、第一章でも書いたように、そこでダイエットをやめてしまえばリバウンドして元に戻ってしまいますし、「筋肉から落ち、脂肪からつく」のが原則ですから、元に戻るどころか、よりぽっちゃりしてしまうことも多いでしょう（ダイエットとリバウンドを繰り返すと、この「筋肉から落ち、脂肪からつく」ということが繰り返されますので、どんどん脂肪質になってしまうことが知られており、「ヨーヨー現象」と呼ばれています）。とくに、リバウンドが起こると、人々は「自分は意志が弱い」と自責的になります。

このストレスが往々にしてリバウンド時の過食を引き起こします。

でも、本当にそうなのでしょうか？

ダイエットがうまくいかないのは、「意志の弱さ」の問題なのでしょうか。

ここで、「意志の強い人」の典型である、拒食症の人たちのことを考えてみましょう。拒食症の人たちは、ずっとダイエットを「続けて」いますし、つねに「もっとやせなければ」と思っている、という意味で確かに「意志」は強いと言えます。そして、体重など物理的な側面だけを見れば、ダイエットに「成功」してもいます。低い体重をきちんと維持しているからです。

でも、一般に拒食症は病気として認識されていますし、「成功したダイエット」のイメージに拒食症を思い描く人はいないでしょう。

当の本人にも「ダイエットに成功した」という達成感はありません。つねに「やせ続けなければ」という強迫観念に追われ、太ることの恐怖に怯《おび》え、達成感とはほど遠い状態にいるのです。ですから、意志が強ければよいという単純な話でもないのです。じつは、ここで言う「意志」とは、やせなければという気持ち、つまり「やせたがり」のことです。そう考えると、ダイエットを「意志」という軸で考えることの限界が見えてきます。

「意志が強い」ということは、「やせたがり」が強い、ということであり、とらわれて「依存症」になっていく、ということです。

拒食症になるのも当然です。ですから、ダイエットが成功しない理由は、意志の強弱にあるのではなく、そのエネルギーが「やせたがり」にあるからだと言えます。つまり、「やせたがり」のダイエットは意志が強くても弱くても成功しないのです。

では、成功したナナさんのダイエットはどこが違うのでしょうか。ナナさんも最初は、「やせたがり」のダイエットをして拒食症に向かいそうになりましたので、そのまま放置すればやはりダイエットは成功しなかったでしょう。

しかし、途中で軌道修正したナナさんは、体型のためのダイエットをやめ、体質のためのダイエットに切り替えました。

このとき、ナナさんのダイエットは「やせたがり」のダイエットから、身体本位のものに変わったと言えます。「やせた身体」という目標に向かって突き進むのではなく、その時点で身体にとってよさそうだと思うことを積み重ねていくことにしたのです。

ですから、甘いものを我慢することが「心身によさそうではない」と思ったら食べます。それだけでなく、罪悪感を持ちながら食べるのも「心身によさそうではない」と思うから堪能して食べる、などという考え方もできたのです。

ナナさんのダイエットで実際に行われたことは、生活習慣を健康的に改善するということであり、そこだけを見れば編集者のフタバさんと同じようにも見えます。しかし、フタバさんとナナさんには大きな違いがあります。

それは、未来志向か現在志向かということです。

フタバさんは、「ここで走っておかなければ太ってしまう」と、「未来の結果」を恐れて走りました。しかし、ナナさんは「現在の気持ちよさ」をもとに自分が何をするかを決めています。

これこそが、「とらわれ」と「こだわり」の違いであり、「とらわれ」は基本的に未来志向の概念だと言えるでしょう。

そもそも「やせたがり」は未来志向です。「（未来に）もっとやせなければ」「（未来に）太ったらどうしよう」などは、いずれも未来志向の考え方です。

それは結果として「現在がなくなる」ということにつながってきます。

たとえば、「今日何を食べたいか」というときに、「やせるためには○○を食べなければならない」と考え、「今食べたいのは○○だ」と感じられなくなってしまうのです。同じように、体調が悪いときでも、「ここで運動を休んでしまうと太ってしまう」ということに気をとられてしまい、「今の身体」が休息を求めていることを感じられなくなってしまいます。

摂食障害になるとこの傾向は顕著《けんちょ》になり、自分が何を食べたいのかも、自分が疲れているかどうかも、まったくわからない、というような状態になります。疲れを感じることはできたとしても、どうしてもやめられなくなってしまうのです。

こうなってくると、「現在の自分」が「未来の自分」に乗っ取られているということになります。

そもそも「やせさえすれば」という考え方そのものが、未来による現在の乗っ取りです。「やせさえすれば」と思うことで、現在の有意義な活動がすべて止まってしまうからです。

また、未来志向の問題点は現状の否定を前提としているところにもあります。

「やせたい」と思うのは、「今のやせていない状態はダメだ」と感じているからです。大学生のヒトミさんも、「やせさえすれば○○ができる」という未来ばかりを見るため、現在の自分の身体にどうしてもネガティブな視線を向けがちでした。ダイエットに成功していた時代ですら、「この体型を失ったらどうしよう」と「未来」を見ていました。だから、現在を楽しむことができなかったのです。

ポイント　未来の結果ではなく、現在の心地よさにフォーカスする

「現在を感じる」のがダイエットの成功パターン

「やせたがり」のダイエットが決して成功しないのは、それが「やせた身体」という「未来」の「形」を目標にしたものだからです。「とらわれ」の条件が並んでいると言えます。

一方、ナナさんタイプのダイエットは、「現在」にとどまるダイエットです。

そこでの主役は「感じる自分」です。評価を下すのではなく、未来を恐れるのでもなく、ただ現在を感じる自分です。

ナナさんは甘いものを食べる罪悪感を手放すことにしましたが、その結果として現在を十分に味わうことができました。一般の過食パターンは、食べてしまった自分への罪悪感が次の過食につながる、というものです。罪悪感を手放して味わったほうが、結果として体重が増えずにすむでしょう。

ダイエットに成功するということは、「やせた身体」という結果を手にすることではなく、結果への執着を手放し、身体が気持ちよいと感じることのできるライフスタイルに馴染《なじ》み、それを愛するということなのだと思います。

こうして考えると、ヒトミさんのダイエットが永遠に成功しない理由がわかるでしょう。

ヒトミさんのダイエットは結果への執着そのものだからです。

結果への執着は「すぐに」「はっきりと」を求めます。しかし、実際には、人間の身体には恒常性《こうじょうせい》（ホメオスタシス）が備わっていて、何らかの変化に対してできるだけ安定を保とうとしますので、そんなに早く目に見える結果が出ることはあり得ません。

ですから、「すぐに」「はっきりと」を求めていると、現実とのずれが広がり、ストレスにつながっていきます。こんなにがんばって食事制限したのに、全然体重が減らない……というストレスからかえってやけ食いをしてしまったりして、ダイエットに挫折《ざせつ》する人は多いのです。第三章でご紹介したシホさんなどは、産後の体型の変化を「すぐに」「はっきりと」元に戻そうとして過食症すら発症しました。

ヒトミさんにしろシホさんにしろ、「すぐに」「はっきりと」した結果を求め、失望し、やけ食いし……というプロセスを見ると、現在が未来に完全に乗っ取られてしまっていることがわかると思います。ヒトミさんが最終的に到達したダイエット方法は、食事制限ではなく、天気のよい日のウォーキングでした。

ヒトミさんはようやく結果への執着を手放して、現在を感じる、ダイエットの成功パターンに入ったと言えます。

ポイント　結果にこだわると現在の自分とのつながりを失う

「現在」とつながって「とらわれ」から脱する

ダイエットに限らず「現在」は「とらわれ」から脱するキーワードです。

「とらわれ」についてはこれまで見てきましたが、「形へのとらわれ」から脱するということは、ありのままを認めるということであり、自分自身に対する評価を手放すということでもあります。

評価は、過去に基づくものです。過去に積み上げてきたデータベースがなければ、私たちは評価を下しようがないからです。何かに評価を下しているとき、私たちは「過去」を通して見ています。

つまり、目の前にあるものをありのままに見ているわけではなく、「過去」というフィルターを通して見ているのです。現在にとどまるということは、そのフィルターを手放すということです。たとえば、私たちは何かに本当に集中しているときには、過去というフィルターを手放して、完全に現在とつながっています。そのようなときには、あらゆる不安から解放されているはずです。「余計なこと」を考えず、あらゆる評価を手放すことができるからです。

そして、自分がすっきりと透明になったように感じられ、自分のすべてが最もスムーズに効率よく機能しているのも感じられます。そんな瞬間を人生の中で数多く持つことができれば、それほど気持ちのよいものはないでしょう。

「やせたがり」は、それとは対極にあるものです。

「やせていないから、愛されなかった」という「過去」、もしくは「これから、もっとやせなければ」「太ってしまったらどうしよう」という「未来」のフィルターを通してものを見ることで、現在が空洞化してしまいます。

ですから、自分の中の「やせたがり」が気になったら、現在とつながる何かをしてみると役に立ちます。

ナナさんのような現在志向のダイエットもそうですし、ヨガなど身体の「現在」を感じられることもよいでしょう。瞑想《めいそう》、アート、料理など現在に集中できることも効果的です。

私がよくおすすめするのは、「できるだけ生産性の低いことをする」です。結果を求めてしまうとどうしても未来志向になってとらわれていきますから、現在とつながるための活動は、できるだけ生産性の低い、目的意識のない、「何の結果にもつながらないこと」のほうがわかりやすいと思います。

ひたすらネイルやビーズをすると心が落ち着くという人もいます。もちろん、この場合のネイルは「きれいにして人からほめられよう」という動機を持ったものではありません。

リアルな人間関係の中で人と話してみるということも、強力に現在にとどまる手段となります。

私がボランティアで活動しているアティテューディナル・ヒーリング（AH）では、そのためのガイドラインをわかりやすく示しています。詳しくは拙著を参考にしていただきたいのですが、ＡＨの中でもっとも大切なのは、「アドバイスをしない」ことです。

アドバイスというのは、要するに「評価」に基づくものであり、相手の現状が好ましくないものだから変えようとする性質を持っています。

アドバイスをせずにお互いに話をすると、評価に対して防衛する必要もなくなり、オープンに話すことができます。すると、より深い部分でのつながりを感じるようになり、自分と相手の「現在」を感じることができるのです。

自分一人で頭の中でグルグルと考えていると、「とらわれ」は強まっていくものですが、リアルな人間関係には「とらわれ」を打ち破る力があります。ですから、「アドバイスをしないでただ聴《き》いてほしい」と頼んで人と話すことも有効な手段となるでしょう。

ポイント　ただ人に、話を聴いてもらうだけでもいい

第七章　もっと「やせたがり」から自由になるために

「やせている＝きれい」という洗脳

成功するダイエットのパターンが見えてきたところで、「幸せにやせるマインド」を具体的にお話ししていきたいと思います。

ただ、その前に、「やせたがり」の声がどうして生まれたのか、その社会的要因を確認させてください。心の中の「やせたがり」の声から自由になるには、そこに気づくことがカギになるからです。

そもそも、私たちはなぜここまで「やせたがり」の声に振り回されてしまうのでしょうか。

その要因の一つにメディアの問題があります。

ヨーロッパを中心とする先進諸国では、摂食障害を増やしてしまうという認識から、やせすぎモデルを規制する動きが進んでいますが、日本のメディアはかなり無頓着です。

やせすぎと思われる女性タレントがテレビで普通に「やせたい」と発言する、などというシーンが日常的にもよく見られます。

以前あるテレビ番組に出演したとき、やせている女性タレントがダイエット法について熱心に質問していたので、「こうやって、やせている人が当然のようにダイエットに関心を持っている姿が、摂食障害を増やすと認識してほしい」という趣旨の発言をしたところ、場が気まずくなってしまいました。

私は国際摂食障害学会（Academy for Eating Disorders）のメディア対策委員会の日本代表として日本のメディアをしばらくチェックしていましたが、摂食障害の予防につながるような情報は諸外国（米国、オランダ、ドイツ、英国、シンガポール、香港、メキシコ、ブラジル、オーストラリア）に比べるとずっと少ないのです。

日本のような情報環境では、「やせている＝きれい」という価値観を身につけて育つのも当然といえば当然です。これは一種の洗脳と言ってもおかしくないでしょう。気づいたら、「やせている＝きれい」だと刷り込まれているのですから。

メディアから受けている影響は、単なる価値観の刷り込みだけではありません。私たちはメディアから傷さえ受けています。

たとえば、テレビ番組でぽっちゃりした人を馬鹿にするようなシーンを見ると、一緒に笑いながらも、「やっぱり太っていると馬鹿にされるのだ」と「やせたがり」が強まります。

同様に、やせている人をみんなが絶賛していると、「やっぱり、やせていないと評価されないのだ」ということになってしまいます。

つまり、メディアからの情報に触れている限り、どこにも安全を感じられない状況になるのです。リアルな人間関係では、「そういうふうに言われると傷つくからやめて」と相手に言えますが、メディアに対しては何もできません。

そして、メディアから受けた傷は「あの人は私のことを太っていると思っているのではないか」「太っている私はダメだと思われているのではないか」など、現実の人間関係にも投影されます。

こうしたメディアの問題は今や巨大市場となったダイエット産業とも大いに関連しています。ダイエット食品の広告であれば、それが宣伝だとわかるでしょうが、直接の広告でなくても、触れる情報がダイエット産業という巨大産業の一部であることは多いものです。

ダイエットに限りませんが、実際に必要とされる以上に何かを売ろうとする場合によくとられる手法として、「不安を喚起《かんき》して安心（に見えるもの）を売る」というやり方があります。

ダイエットの場合であれば、「こんなに太っていますよ」「これでは人から好かれませんよ」「このままだともっと太っていきますよ」「今どき、誰でもダイエットをしているんですよ」というように現状についての不安をあおり、十分不安になったところで、「これを買えば大丈夫」といくのです。

つまり、ここで人々が買おうとしているものは「安心」だとも言えるでしょう。

実際には、ダイエット食品やダイエット関連の本や器具などを買ったからといって本当に安心が得られることはないのですが、「もっと、もっと」と「ダイエット依存症」にはまり込むほど、それらを買ってしまうことになり、ダイエット産業の売り上げは伸びるのです。

何らかの情報を目にしたときには、こんなことも頭の片隅に置いておくと、その情報が必ずしも真実だとは限らない、ということを思い出しやすくなるでしょう。

ポイント 「やせたがり」の裏には、ダイエット産業の影響もある

「やせたがり」が女性に多い理由

この「やせたがり」の問題は、もちろん男性にも現れるのですが、主に女性に多く見られます。

男性の場合、外見が美しくなくても有能であれば「あの人は見た目は今いちだけど仕事ができる」とポジティブな評価を受けることが多いですし、いくらイケメンでも能力が低ければ「格好ばっかりで中身は空っぽ」となるでしょう。

一方、女性の場合には、いくら有能であっても外見が美しくないと「仕事はできるけど、外見がね……」となることが多いですし、外見が美しくて能力が低い場合でも「きれいだから許せる」とプラス寄りの評価になるものです。

なぜ女性は外見がこれほど重視されるのでしょうか。

まず考えられるのは、女性の「従属する性」としての歴史です。男性中心の社会では、男性は自分自身が社会的地位を持っていますが、女性は「どの男性に選ばれるか」によって社会的な位置づけをされてきました。より簡単に言えば、結婚相手によって女性の地位が決まってきたということです。

最もわかりやすい例は「ファーストレディ」でしょう。大統領夫人にしろ、首相夫人にしろ、自分自身が大統領や首相になったわけではないのですが、夫の肩書がそのまま自分の地位を決めます。

つまり、女性の社会生活を考えてみると、社会の中で何ができるか、ということよりも「どの男性に選ばれるか」が重要であったのです。

とくに「選ばれる」という点は重要で、歴史的に女性は自分から男性に愛を告白して妻の座を獲得するということが「はしたない」とされてきましたから、いかにして選ばれるかにエネルギーを注いできました。

「選ぶ性」としての男性と「選ばれる性」としての女性という立場の違いは、

歴然とあったのだと思います。

そして、「自分が選ばれるかどうか」という場合に重要なのが外見です。

美しければ、目を留められる可能性も高まりますし、選ばれる際にも有利になります。また歴史的に見ても「美しい女性と結婚できること＝男性としての力がある」という価値観があって、パートナーとしてよりも「装飾品」のように、外見の美しい女性を選ぶという傾向があったと思います。

「選ばれる性」でいることは、主体性がなくなるということでもあります。「いかにして選ばれるか」ということばかり考えていれば、「コントロール感覚」も何もあったものではなく、外見という「形」にとらわれていくのも、むしろ当然のことだと思います。

ポイント　外見を気にするのは「選ばれる性」だったから

なぜ「自分とは違う自分」になろうとするのか

とはいえ、現代社会ですべての女性が「選ばれる性」としての立場に甘んじているわけではありません。シングルで、あるいはパートナーとともに、自分らしい人生を送っている女性も増えてきました。それなのに、未だに自分の身体を見る目が「選ばれる性」の時代にとどまっているのはなぜなのでしょうか。

次のケースを見てください。

小学生のときから柔道をやっていたヤエさんは、高校の柔道部で先輩に恋をしました。とても気が合い先輩も自分に好意を持ってくれているのではないかと思い、思い切って告白すると、先輩は本当にびっくりして「お前はかわいい後輩だが女として見たことがないんだ」と言ったのです。しかも、自分には好きな人がいるのでヤエさんとはいずれにしてもつきあえないとのことでした。

その「好きな人」とは先輩の同級生で、とても華奢《きゃしゃ》でフェミニンな女性でした。「あいつを見ているとさ、なんか、守ってやらなきゃって気になるんだよな」と先輩は言いました。ヤエさんは失恋に打ちのめされましたが、一番ショックだったのは「女として見たことがない」と言われたことでした。

こうして、プチ・トラウマを経験したヤエさんは、部活を引退したのを機にダイエットをはじめ、のめり込んでいきました。

体重が減っていく喜びは、柔道の試合に勝つ喜びに似ていました。そのうちに生理が止まり、さすがにこれでは拒食症になってしまうと、生理がくるギリギリのところで体重を維持することに決めました。専門学校の入試にも合格したので、新しい生活を、新しい体型で楽しむことにしたのです。

かつての自分には着られなかったようなフェミニンな服で専門学校に通ったヤエさんを、男性たちは「女として」ちやほやしてくれました。ヤエさんに告白してきた同級生は、「ヤエちゃんってさ、本当に華奢で、守ってあげたくなっちゃうんだよね」と言いました。ヤエさんは、ついに自分は華奢で守ってあげたいと言われるようになったと達成感を覚え、その彼とつきあうようになりましたが、だんだんと窮屈さを感じるようになったのです。

いつも完璧にエスコートしてくれる彼は、ヤエさんの「昔、柔道をやっていた」という話に、「でも今はもうやっていないんだよね。ヤエちゃんは、そんな男みたいなことはしなくていいんだよ」と明らかにとまどっていました。柔道が好きだった自分を否定された気がして、また過保護な彼との関係の中で窒《ちっ》息《そく》しそうな気持ちが強まり、ヤエさんはついに彼と別れることにしました。

ヤエさんから別れ話を切り出された彼は、「僕の言う通りにしていれば大丈夫」と説得しようとし、最終的には怒り出す始末。そして他の同級生に「ヤエはとんでもない女だ。とてもつきあいきれず、振った」と言い触らしたのです。

いかがでしょうか。

ヤエさんは「華奢で守ってあげたい」と言われることを目指してダイエットをしたわけですが、結果としては自分が望まない男性を引き寄せてしまいました。ヤエさんがつきあった同級生はＤＶタイプとも言えますが、自分が考える、華奢で守ってあげたい、一人では生きていけない「ヤエちゃん像」を押しつけていました。ヤエさんが、自分の意志で別れを切り出すという行動で「ヤエちゃん像」を裏切ったために、彼は「逆ギレ」したのでした。

ヤエさんはもともと「華奢で守ってあげたい」女性になりたかったわけではありません。柔道をがんばって続け、目標を持ったら一心にダイエットをして努力したところからもわかるように、元来が自分をしっかり持った人間です。

そんなヤエさんが「華奢で守ってあげたい」と言われたいと思ったのは、失恋の傷のためです。

外見のために初恋が成就《じょうじゅ》しなかった体験から、とりあえずしがみついたのが「華奢で守ってあげたい」と言われるような体型という目標だったのです。

長い目で見たら先輩は、「やっぱりヤエさんのように何でも話し合える女性がよかった」と思うかもしれないのに、先輩のような男性に好かれるためには

「華奢で守ってあげたい」タイプの女性にならなければと思い込んだのです。

ここでもやはり、自分の心の傷を体型の問題にすり替える、という「やせたがり」恒例の構造が起こっています。

そのような「華奢で守ってあげたい」タイプの外見にどのような男性が引き寄せられるのか、ということは、痛い目に遭うまではわかりませんでした。もともとのヤエさんの外見のままだったら、自分をしっかり持った、友人としても尊敬できる女性とつきあいたいと思う男性が引き寄せられたかもしれません。

ヤエさんのケースは、女性の複雑な現状を反映していると言えます。

それは、自分らしく生きていきたいけれど、従来型の価値観にも流されてしまい、結果としては望ましくない状況を招いてしまう、という構造です。

ヤエさんが従来型の価値観に流されたのは、失恋がきっかけでした。「女として見たことがない」と言われたショックで「コントロール感覚」を失い、ダイエットにしがみついていったのです。問題は、それが一時的な揺らぎにすぎず、その人の価値観が根本から変わったわけではないこと。だから、その後の生活の中で息苦しさを感じてしまったのです。

現代の女性は、「選ばれる性」から、「主体的な性」へと、役割を変化させている途中だと言えます。そのような過渡期には、「コントロール感覚」が揺らぐ時期がたくさんあって、そのつど、「選ばれる性」にしがみつきたくなる、ということを繰り返すのだと思います。いろいろなことが順調に進んでいる間は自分らしく生きられるけれど、何かにつまずくと「やっぱり結婚して主婦になろうかな」と感じる人が多いのも、そういうことだと思います。

これは「やせたがり」についても同じです。順調なときは体型が気にならなくても、何かにつまずくと「やせたがり」がむくむくと顔を出すからです。

このように揺らいでしまったときは、ただそれを認めていけばよいと思います。「選ばれる性」に戻る必要はありませんが、「弱音《よわね》を吐くな」などと自分を責めるのではなく、揺らぎを当然のこととして受け入れていけばよいのです。「やせたがり」について言えば、やせれば解決するわけではない、という原則を十分認識しつつも、「今は揺らぎの時期なんだな」と理解し、「コントロール感覚」を高められるように、自分を大切にしていけばよいのです。

ヤエさんも、今回の一件を機に、自らの混乱したアイデンティティと向き合っていくことでしょう。これからは「華奢で守ってあげたい」と言われても、「私はそういう人間ではない」ときっぱり言うようになるなど、失恋に端を発したヤエさんの「役割の変化」は無事収束していくのだと思います。

ポイント　心が揺れたら、「揺らぎの時期だ」と受け止める

第八章　「幸せにやせる」ための8つのマインド

幸せにやせるマインド1　自分の中の「やせたがり」の声に気づく

ここまでお読みになって、「やせたがり」に振り回されている構造、そして、成功するダイエットとはどういうものであるか、ある程度見えてきたのではないかと思います。

その上で、やっぱりダイエットしたいと思うのなら、心の持ち方のポイントが8つあります。本書の最後に、自分を傷つけずに、理想の身体に近づいていくには、どういうマインドでいたらいいかを見ていきましょう。

まず、ポイントの一つ目は、今の自分の状態を認めることです。

ここまで見てきたように、「やせたがり」を手放すには、自分の人生は自分で何とかできるという「コントロール感覚」を育てることが必要になります。

そしてこの「コントロール感覚」は自分のありのままを認めるところからしかはじまりません。

ですから、ここでお願いしたいのは、現状についてあらゆる評価を手放すこと。つまり、「自分がやせたがりに振り回されている」ということについても評価を手放すことです。

そもそも、「やせたがり」に振り回されるようになったのには理由があります。本書で見てきたようなプチ・トラウマが積み重ねられているに違いありません。そんな中で体型という「形」にとらわれるようになったことは、おかしなことでも何でもなく、むしろ当然のことなのでしょう。

「やせたがり」はそのままにしておいて大丈夫です。フタバさんの例が参考になると思いますが、「やせたがり」は、そのまま受け入れたほうが縮んでいくのです。

なぜかと言うと、「やせたがり」は、自分に対する評価が積み重なった結果としての強迫観念だからです。

「『やせたがり』はよくない」という評価を下してしまうと、ますます「やせたがり」がふくれあがることになってしまいます。

「やせたがり」から自分を解放するための第一歩は、今、自分が「やせたがり」の声を聴《き》いている、ということに気づくことです。

「やせたがり」に取り込まれてしまうと、それが「やせたがり」の声としてではなく、真実として聞こえてしまいます。

自分が聴いているのは単なる「やせたがり」の声なのだ、ということに気づくだけでも、だいぶ様子は変わってくるはずです。

ポイント 今の自分をいったん受け入れる

幸せにやせるマインド2 「自信」を持とうとしない

「自信」は、ダイエットをめぐるキーワードの一つです。
多くの人が、「自信があれば、こんなに体型が気にならないはずだ」「ダイエットに成功すれば、自信がつくはず」とも思っています。

しかし、「自信を持ちたい」と思っている限り、「やせたがり」に振り回される状態からは抜け出せません。

「自分を好きになりたい」という気持ちも同様です。「自分を好きになりたい」と思っている限り、むしろ「やせたがり」の声に支配されてしまうのです。
なぜなら、「自信を持ちたい」も「自分を好きになりたい」も、「自分には自信がない。それはよくないことだ」「自分は自分のことが好きになれない。それは惨《みじ》めなことだ」という評価を前提にしたものだからです。

もちろん、「自信を持ちたい」も「自分を好きになりたい」も、決しておかしな願いではありません。誰でも自信を持ちたいし、自分を好きになりたいものです。

しかし、すでに見てきたように、これらはリアルな人間関係の中で、自分のありのままを受け入れられることで初めて身につくもので、自分一人で何かしらの努力をして身につけられるものではないのです。

「自分の長所を見つけよう」と思うことは悪くはないのですが、そこで挙がってくることは、「スタイルがいい」「顔がかわいい」「性格がいい」「頭がいい」など、評価の結果です。「評価」を手放すという目的を考えると、「自分の長所を見つけよう」というタイプの「自信のつけ方」「自分を好きになるやり方」には限界があります。

ではどうすればいいのでしょうか。

「人と接するためには、自分に自信がなければダメだ」と考えることを手放し、「人と接する中で自信をつけていこう」と考えてみるのです。

そもそも「やせさえすれば」自信がつくはず、自分を好きになれるはず、と思うと、今現在の自分を好きになったり、自信を持ったりするチャンスから目をそらしてしまうことになります。

そうではなく、今、ここにいる自分、そして目の前にいる人との関係を大事にするのです。

人と接する中で自信をつけていくというのは、もちろん「人と比較して自信を持つ」ことではありません。人とのつながりの中から、「ありのままの自分でいいんだ」と、今現在の自分についてよい感覚を持つことです。たとえばこんなふうに。

・親しい友だちに正直な気持ちを話して、「自分は感じたままに生きていいいん

だ」と自信を持つ
・親に本心を話して、「もう我慢したり、別の自分になろうとしなくていいんだ」と自信を持つ
・悲しくなったときに、きちんと相手にそれを伝えることで、「自分の気持ちを大事にしていいんだ」と自信を持つ
・ミスした同僚を「何か事情があるんだろう」と許すことで、「自分がミスしたときも、事情があるんだろうなと受け止めてもらえる」と自信を持つ
・明るくお礼を言ったらほほえんでくれた店員さんを見て、「いろんなつながりの中で生きているんだ」と自信を持つ

もちろん、人と接することだけが「自信をつける」方法ではありません。「現在」も強力なキーワードです。

「現在」につながることで、「自分はこれでよいのだ」と思える瞬間もあるでしょう。また、現在やっていることに心から集中すると、そもそも「自分」という概念が消えるので、自分を否定的にとらえなくてすむようになります。

たとえば、こんなことをするのはどうでしょう？

・おいしいものを食べたり飲んだりして、ささやかな幸せを堪能《たんのう》する

・身体を動かすことで、あるいは入浴などによって、「身体の気持ちよさ」を感じる

・大笑いする

・猫や犬などの小動物をかわいがる

・美しい自然に見とれる

他にもいろいろな方法があると思いますが、その本質は「自分について思い煩《わずら》うことから解放される」ということだと思います。自分について思い煩うからこそ、「このままではダメなのではないか」という思考が起こってくるのです。

ポイント　人、そして、今とつながりながら「自信」をつける

幸せにやせるマインド3　身体を「自分の所有物」だと考えない

今まで見てきたように、「やせたがり」の声が活発になると、拒食や過食を繰り返すなど、自分の身体に対して虐待的《ぎゃくたいてき》な態度をとってしまいます。それでは「幸せにやせる」ことなどできません。

そのために、私が役立つと思っているのは、自分の身体を「自分の所有物」ではなく、「自分が管理を任された大切なもの」だと考えるというやり方です。

自分の身体は、人生がはじまるときに、「面倒を見て暮らすように」と支給されたものだ、とイメージしてみるのです。あるいは、自分が養育を任されている大切な子どもと考えてもよいと思います。実際に私たちは生まれたときに(さらにさかのぼれば受精卵になったときに)ある遺伝情報を持った一つの身体を与えられるのです。ですから、身体には、自分が望んだわけでもない限界がいろいろとあります。

それを「自分そのもの」と考えてしまうと、身体の足りない点を責めるような気持ちになります。身体が自分の価値を下げるようにも感じられるからです。

しかし、「自分が管理を任された身体」と考えれば、だいぶ雰囲気が変わってきます。身体の足りない点は別に自分の足りない点というわけではなく、管理を任された身体の足りない点にすぎません。ですから、与えられた条件の中でできるだけよいケアをして身体のよさを発揮してあげればよい、ということになります。ダイエットをするとしてももっと健康志向になるでしょう。

また、身体がそれなりにがんばっている点にも、もっと目を向けてあげることができるようになると思います。

ポイント　身体は大切な預かり物と考える

幸せにやせるマインド4　心の声に耳を傾ける

「やせたがり」の声に振り回されることは、身体への虐待だと私は思っていますが、「虐待」と言われてもピンと来ない人がいるかもしれません。

そもそも「虐待」とは何でしょうか。

それは、自分側のストレスを相手にぶつける行為だと思います。

つまり、本来は自分で引き受けるべき問題を、相手に暴力的な形で押しつけてしまう。それが「虐待」です。

自分の身体への虐待の場合、自分のストレスを身体に投影してしまう、ということです。本来は心の問題であるのに、身体の問題であるかのようにあつかってしまうということなのです。

たとえば、女性の人生では、更年期など大きな変化の時期にちょうど体型も変わることが多くあります。本来は変化に適応するために自らの内面に向き合うべき時期なのに、テーマが「内面」から「体型」へとすり替わってしまうのです。また、それほど大きな変化とまではいかなくても、やはり内面の危機のときには体型が気になりやすくなります。

大学生のヒトミさんは、何かよくないことが起こると「自分が太っているせいだ」と感じますし、編集者のフタバさんは、仕事で注意されたときには自分の体型が気になります。

この構造がよく理解できれば、体型が妙に気になるときというのは、自分の内面が何らかの危機的状態（おそらく「コントロール感覚」の危機）に陥《おちい》っているときなのではないか、という見方をすることができます。

つまり、「体型が気になる」＝「やせなければ」、と進むのではなく、「体型が気になる」＝「今、自分に起こっていることをよく振り返って、自分の心の声を聴いてみよう」と考えることで、自分のケアをすることができるのです。

自分の心の声を聴けば、対処法が見つかることが多いと思いますので、自分の気持ちを素直に認め、自分の感じ方を肯定し、親しい人にも話して支えてもらう、というように「コントロール感覚」回復のための「王道」を歩めばよいということになります。

フタバさんもヒトミさんも、それがとても苦手な人でした。フタバさんはいろいろな問題を自分で抱え込んでしまうタイプですし、ヒトミさんは、問題そのものと向き合うことを避けて「やせた身体」という幻想にすり替えてしまっていたからです。結果として、変化の中でとまどったり傷ついたりしている自分をケアすることができず、「ダイエット依存症」というような形で身体を虐待するしかなかったのです。

ポイント 「べき」から「したい」の人になる

幸せにやせるマインド5　「食べたい」という気持ちを感じる

「自分が管理を任された身体」であれば、身体の声をよく聴き、その調子を知り、ニーズを読み取る必要があります。もちろん身体は言葉を話すことができませんから、身体に備わったさまざまな「感じる力」に注意を向けていかなければなりません。

食欲も「感じる力」の一つです。

一般に、食欲が落ちればどこか具合が悪いのではないかと思うものですし、何かの病気をした後、食欲が回復してくれれば「もう大丈夫だ」などと言われるものです。

食欲は、量だけが指標になるのではありません。脂っこいものが苦手になるときは、身体が弱っていることも多いというのはよく知られた話です。

また、精神的に健康なときは、比較的身体によいものを「おいしい」と感じ、精神的に不健康になると、身体に悪いものを「食べたい」と感じる傾向があります。

ですから、ジャンクフードを好んで食べたいと思うようなときには、自分の精神状態を見直してみる、という形で食欲の「感じる力」を生かすことができるのです。

何となく食べる量が増えてしまうようなときもあります。このようなときに、私たちは食べてしまった自分を責めがちですが、食べてしまう自分に罪悪感《ざいあくかん》を抱くことがさらに食べる量を増やし、ますます罪悪感が強まる、という悪循環に陥ってしまいます。


何となく、つまり空腹でもないのに食べてしまう、ということは、精神的な満たされなさやホルモンバランスなどによって心身が不安定な状態になっていて、それが食べるという行為に向けられている、ということです。

空腹でもないのに食べてしまうときは、体型が気になるときと同じで、自分が何らかのケアを必要としているときです。

気になることがあれば解決すればよいですし、とくに問題があるわけではないけれども何となく満たされないということであれば、普段よりも優雅な要素（土をいじる、花を飾る、上質な入浴剤を使って入浴するなど）を生活の中に取り入れてみたり、じっくりと瞑想《めいそう》やヨガをしてみたりするなど、いつもよりも自分をケアすることに気を遣《つか》ってみるとよいでしょう。たとえば、同じ食べるということであっても、身体によいものを丁寧《ていねい》に食べるのと、ジャンクフードをあわただしく食べるのとでは、雰囲気が違ってくると思います。

このような考え方は、ただ「食べてしまった＝やせなければ」という短絡《たんらく》回路にとどまっているときには思いつかないものでしょう。そして、本来は普段以上にケアが必要な時期なのに、食べたことで自分を責めてしまったら、解決するどころかよりいっそう悪化してしまうのも当然のことと言えます。

一般に、罪悪感は百害あって一利なしです。

罪悪感にとらわれている間、私たちは自分のことしか考えていないものです。ということは罪悪感ほど自己中心的なものはない、と言ってよいでしょう。

「管理を任されている身体」があるのですから、自分のことばかり考えていないで、ちゃんと身体のケアをしてあげる必要がある、と考えると罪悪感を手放しやすいと思います。

なお、ヒトミさんも、「感じる力」としての食欲によって、生活習慣を変えることができたと言えます。ダイエットをしようとすると自分が不安定になり、食欲もおかしくなるということに気づいたからです。そして、「食べないダイエット」をやめようと思えるようになりました。

ポイント　罪悪感は毒になる

幸せにやせるマインド６　「できること」「できないこと」を選ぶ

「心の中の「やせたがり」の声は、「体型は努力次第」と信じ、「もっと、もっと」を求めます。しかし、身体にはさまざまな限界があり、実際にコントロールできる範囲は限られます。

たとえば、いくらがんばってダイエットしても、一週間で二〇キロやせることは不可能でしょう。そのような身体の限界を認めておかないと、「とらわれ」につながることにもなります。

コントロールできないものに対して不満を感じ続けると、結果として「コントロール感覚」を持てなくなるからです。

コントロールできないものの結果にとらわれるということは、たとえば、あちこちから飛んでくる変化球の一つひとつをとろうとしてどれもとれず、振り回されているような感覚です。そうではなく、自分はホームベースに落ち着いていて、「ああ、あの球はとらなくていい」「あれはちょっと手を伸ばしてとろう」というように判断している、というのが「コントロール感覚」のイメージです。

「球がとれたかとれないか」は問題ではなく、状況をよく把握して、「できること」と「できないこと」を選ぶということが重要なのです。

ですから、身体についても、すべてをコントロールしようとするのではなく、「これはコントロールしなくてよい」「これはちょっと工夫してコントロールしよう」などと選んでいくことで、「コントロール感覚」が持てるようになります。そのためには、身体の限界を認めておくことが必要です。

本当は限界があるのに認めないと、いつまでも「現在」に生きることができません。「もしかしたら」という幻想の世界に生き続けることになってしまうからです。すると、「現在」の自分に必要なことや、「現在」の自分を支えてくれる人に心を開くことができなくなってしまいます。

私たちは小さな頃から「努力すれば成果が出せる」という考え方をたたき込まれています。教育現場では、限界を教えることよりも可能性を教えることのほうが尊ばれています。

しかし、私たちは逆に、限界を知ることで初めて「本当の可能性」を考えることができるのだと思います。「本当の可能性」とは私たちが自らコントロールできる可能性ということです。

本当はモデルのような体型になりたいけれども、持って生まれた体型からはそれが不可能だという場合、それは一つの「身体の限界」ということになります。でも、多くの人が、「もしかしたらダイエットによってモデルに近い身体を手に入れることができるのではないか」という幻想を何となく抱えながら生きているかもしれません。限界にもかかわらず、幻想を抱いてしまう。これは「本当の可能性」とは言えないでしょう。

そうやって、身体の限界に向き合わずにいると、結果として「現在」に生きることができなくなってしまいますし、身体に対するコントロール感覚を持つこともできなくなってしまうのです。

「身体の限界を認める」という考え方は、短期的なことにも使えます。

たとえば、忘年会の季節やストレスが高まる時期など、一時的に体重が増えてしまうことがあるでしょう。それでも、また、落ち着いて普通に暮らしていると、だんだんと体重は元に戻ってくるものです。そのときに、「すぐに減らさなければ」という幻想を抱くと、かえってコントロール感覚を失ってしまいます。

身体には限界があるということを認め、「すぐに減らす」ということを諦《あきら》めてしまえば、一時的に増えてしまった体重が自然なペースで戻るまでの間は、「着やせして見える服を工夫しよう」などとファッションを楽しむこともできるのです（次ページで詳しくお話しします）。これこそが、コントロール感覚に基づく安定感のある姿勢なのです。

ポイント　「できないこと」を追っても意味がない

幸せにやせるマインド7　「勝負服」を持っておく

一般に「勝負服」と言われると、「意中の相手の気を引くための服」とか「ここぞという場面で自己アピールできる服」というような意味合いで使われることが多いですね。本書をお読みの方の中にも、勝負服が着られるようにダイエットをしている方がいらっしゃるかもしれません。

63ページで、「洋服に身体を合わせる」という考え方が「やせたがり」を助長する、ということをお話ししましたが、一時的に体重が増えるなどの「人間としての揺らぎ」を認めないと、コントロール感覚も持てませんし、「やせたがり」に振り回されて、「太ってしまった自分はダメな人間」という感覚が強まってしまいます。

しかし、本書でご提案する「勝負服」は、こんなときのための服。着やせして見え、露出度も少なく、多少太った程度では気づかれないようなタイプの服で、かつ、おしゃれに見えるもの。たとえば、「ウエストがゴムのスカートをはいてばかりいると体型が崩《くず》れる」という〝神話〟のために、つねにきついウエストのスカートをはいている方にとっては、ウエストゴムのスカートを「勝負服」にするなんてありえない、と思われるかもしれません。

しかし、きつきつのスカートをはくと太って見える身体も、ウエストゴムのおしゃれなスカートをはけば（もちろんウエストは隠れるトップスで）、ほとんど気にならなくなるものです。動きやすい分、日常の運動量も増えて、結局やせたりするかもしれません。

「太ったらどうしよう……」という不安に取りつかれるとき、あるいは「こんな身体ではもう人に会えない」と絶望的になるとき、「スリムになるまでの強力な味方」としての「勝負服」さえあれば、コントロール感覚を損《そこ》なわずにすみます。

ポイント　身体をカバーできる「勝負服」を持つ

幸せにやせるマインド８　コントロール感覚を得られる習慣を持つ

コントロール感覚を得るには、「自分は大丈夫」というそこはかとない安心感が必要です。そのために案外役立つのが、身の回りをきちんとすることです。雑然とした環境は、それ自体が気分の悪いものですし、「自分は片づけもできないダメな人間だ」という感覚をもたらします。

だからといって、大掃除しようとすると、これまたまっとうできなくて、コントロール感覚がむしろ損なわれてしまうリスクがあります。

おすすめは、ポイントを絞《しぼ》ることです。

部屋全体を片づけることはできなくても、毎日一つは片づける、というのでもよいと思います。

あるいは、自分が脱ぎ捨てた靴をそろえる、というのも案外よい感覚をもたらします。どんなに忙しくても、コーヒーのがぶ飲みではなく、一日一度はおいしいお茶を堪能する時間を持つ、というのもよいでしょう。

とにかく、「状況はどうであっても、自分は人生の質の向上のためにこれだけはできている」という感覚が持てれば、コントロール感覚を育てていくことができます。しかし、それはできるだけ「ちょっとしたこと」にしてください。

資格取得など大きな目標を掲げてしまうと、忙しい生活の中、「あれもできていない」「これもできていない」と、かえってコントロール感覚を損ねてしまう可能性があるからです。また、評価につながりそうなことも避けていただきたいと思います。結果を出そうとするあまり、コントロール感覚を持てなくなります。

ポイント **ちょっとした片づけや丁寧なふるまいをする**

おわりに

ここまでお読みいただき、ありがとうございました。

「やせたがり」は、なかなか難しいテーマです。

やせすぎの人が増えている、健康な小学生ですらダイエットについて口にする、そしてそれが摂食障害という病気の増加にもつながっている——こうしたことに問題意識を感じてはいても、では自分のスタイルは気にならないのか、と言われればそうでもないという人が多いからです。社会全体のやせすぎは問題だと思っても、「自分だけは」やせたい、それが多くの人の気持ちなのではないかと思います。「やせる=美しくなる」という価値観のもとでは、「外面よりも内面」と言われても、「内面を充実させて生きられないのは、自分の見た目に自信がないからだ」と思いがちです。そう思うのを否定はしません。美しくなりたいと思うことは誰にでも認められてよい気持ちだと思うからです。

しかし、それで私たちは本当に幸せになれるのでしょうか。

本書はそんな観点から、「幸せにやせる」を考えてみました。

ダイエットを考えること。それは、「幸せに生きる」ことにもつながると思っています。体型もそうですが、仕事や結婚など、評価の対象となるものとどうつきあっていくことが幸せなのか。

本書がそうしたことを考えるきっかけになれば幸いです。

最後になりますが、出版の提案をくださったさくら舎の古屋信吾社長、猪俣久子さん、編集にご尽力くださった御友貴子さんに心から感謝いたします。

なお、本書に出てくる症例は、複数例を組み合わせて個人が特定できない形にしてあります。また、患者さんでないケースについては、臨床現場以外のさまざまな場面で取材させていただきました。

ご協力いただいたみなさまに感謝いたします。

水島広子《みずしまひろこ》

本作品は二〇一一年七月、講談社より刊行された『ダイエット依存症』を大幅に新編集し、改題しました。

著者略歴

精神科医。慶應義塾大学医学部卒業、同大学院修了（医学博士）。慶應義塾大学医学部精神神経科勤務を経て、現在、対人関係療法専門クリニック院長、慶應義塾大学医学部非常勤講師（精神神経科）。アティテューディナル・ヒーリング・ジャパン（ＡＨＪ）代表。二〇〇〇年六月～二〇〇五年八月、衆議院議員として児童虐待防止法の抜本的改正をはじめ数々の法案の修正に力を尽くし実現させた。

著書にはベストセラー『女子の人間関係』（サンクチュアリ出版）、『「怒り」がスーッと消える本』『自己肯定感、持っていますか？』（以上、大和出版）、『「心がボロボロ」がスーッとラクになる本』『プレッシャーに負けない方法』『イライラを手放す生き方』（以上、さくら舎）、『10代のうちに知っておきたい 折れない心の作り方』（紀伊國屋書店）、『自分でできる対人関係療法』（創元社）、『女に生まれてよかった。と心から思える本』（朝日新聞出版）、『「毒親」の正体』（新潮新書）などがある。

「幸《しあわ》せにやせたい人《ひと》」の心《こころ》の教科書《きょうかしょ》

――摂食《せっしょく》障害《しょうがい》の専門医《せんもんい》が教《おし》える「やせたがり」ほどやせられない心理《しんり》

二〇一九年七月一四日　第一刷発行

著者　水島広子《みずしまひろこ》

発行者　古屋信吾

発行所　株式会社さくら舎　http://www.sakurasha.com

東京都千代田区富士見一-二-一一　〒一〇二-〇〇七一

電話　営業　〇三-五二一一-六五三三　ＦＡＸ　〇三-五二一一-六四八一

編集　〇三-五二一一-六四八〇

振替　〇〇一九〇-八-四〇二〇六〇

装丁　アルビレオ

装画　Irina Shatilova/Shutterstock.com

編集協力　御友貴子

印刷・製本　株式会社新藤慶昌堂

ISBN978-4-86581-208-4